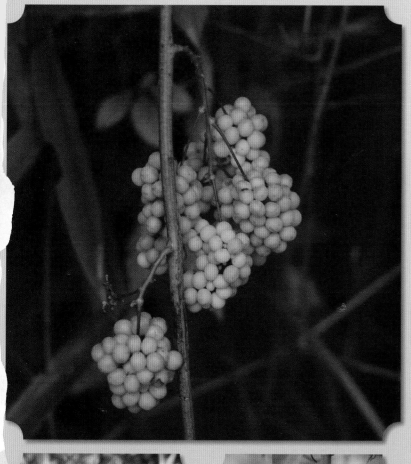

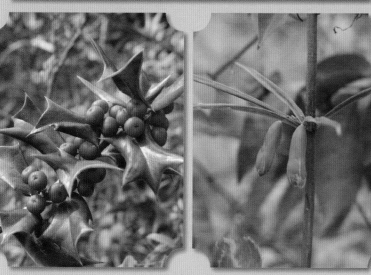

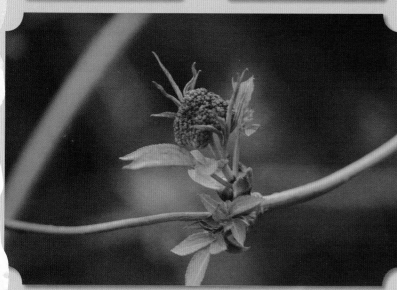

本草纲目珍藏版

（第四卷）

编著 林余霖

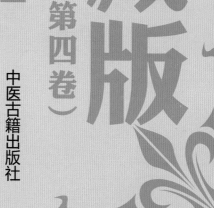

中医古籍出版社

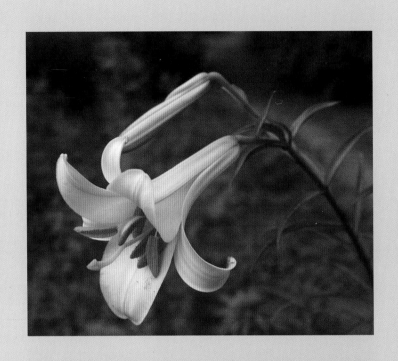

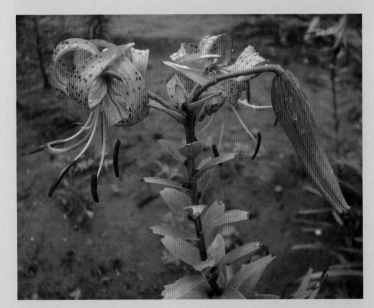

𝖌 马勃

【基　源】　本品为担子菌亚门腹菌纲马勃目马勃科真菌脱皮马勃、大马勃或紫色马勃的干燥子实体。

【原　物】　别名：牛屎菇，马蹄包，马尾勃。扁球形或类球形，无不孕基部，直径15～20厘米；包被，灰棕色至黄褐色，纸质，常破碎呈块片状，或已全部脱落；孢体：灰褐色或浅褐色，紧密，有弹性，用手撕之，内有灰褐色棉絮状的丝状物。触之则孢子呈尘土样飞扬，手捻有细腻感；气味：气似尘土，无味。

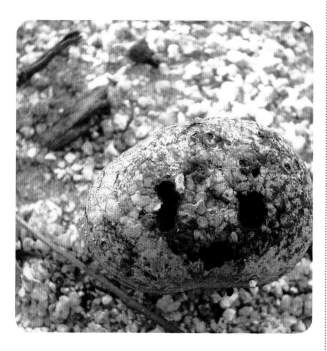

【生境分布】　生于草地上。分布于内蒙古、河北、陕西、甘肃、新疆、湖北、贵州等地。

【采收加工】　7～9月，当子实体刚成熟时采收，拔起后，去净泥沙，晒干。本品在霉雨季节生长很快，4～5日即成熟，应注意适时收采，过早过迟均影响质量。

【药材性状】

1. 脱皮马勃　呈扁球形或类球形，无不孕基部，直径15～20厘米。其包被灰棕色至黄褐色，纸质，常破碎呈块片状。孢体灰褐色或浅褐色，紧密，有弹性，用手撕之，内有灰褐色棉絮状的丝状物。触之则孢子呈尘土样飞扬，手捻有细腻感。

2. 大马勃　不孕基部小或无，残留的包被由黄棕色的膜状外包被和较厚的灰黄色的内包被所组成，光滑，制裁硬而脆，成块脱落；孢体浅青褐色，手捻有润滑感。

3. 紫色马勃　呈陀螺形，或已压扁呈扁圆形，直径5～12厘米，不孕基部发达。包被薄，2层，紫褐色，粗皱，有圆形凹陷，外翻，上部常裂成小块或已部分脱落；孢体紫色。

【炮　制】　除去杂质，剪成小块。

【性味功能】　味辛，性平，无毒。有清热解毒，利咽，止血的功能。

【主治用法】　用于咽喉肿痛，咳嗽失音；吐血，外伤出血等。用法用量，1.5～6克。外用适量，敷患处。

【现代研究】

1. 化学成分　本品主要含蛋白氨基酸、尿素、麦角淄醇、类脂质、马勃素等。此外还含有磷酸、钠、铝、镁、硅酸、硫酸盐等。

2. 药理作用　本品有抗菌作用：脱皮马勃煎剂对金黄色葡萄球菌、绿脓杆菌、变形杆菌及肺炎双球菌有一定的抑制作用；有止血作用：脱皮马勃对口腔出血性疾患有明显的止血效能。

𝖌 井口边草（凤尾草）

【基　源】　凤尾草为凤尾蕨科植物井口边草的全草。

【原植物】　别名：鸡爪莲、五指草、百脚草。多年生草本。根状茎密被钻形黑褐色鳞片。叶二型，丛生；生孢子囊的叶片卵形，一回羽状，下部羽片常2～3叉，沿羽片下面边缘着生孢子囊群。孢子囊群线形，囊群盖稍超出叶缘，膜质；不生孢子囊群的羽片或小羽片均较宽。

【生境分布】　生于半阴湿的石隙、井边和墙根等处。分布于河北、山东、安徽及长江以南各省区。

【采收加工】　夏、秋两季采全草，洗净晒干。

【性味功能】　味甘淡、微苦，性凉。有清热利湿，凉血止血，消肿解毒，生肌的功能。

【主治用法】　用于菌痢，肠炎，黄疸型肝炎，吐血，衄血，便血，白带，淋浊，崩漏，扁桃腺炎，腮腺炎，湿疹，痈疮肿毒。外用于外伤出血，烧烫伤。

【现代研究】

1. 化学成分　本品根茎含大叶凤尾蕨甙A、B、C、D。全草含2β，6β，16α-三羟基-左旋-贝壳杉烷，蕨素A、B、C、F、S，大叶凤尾蕨甙A、B、C、E等。

2. 药理作用　本品有抗菌、抗癌、抗肿瘤作用。

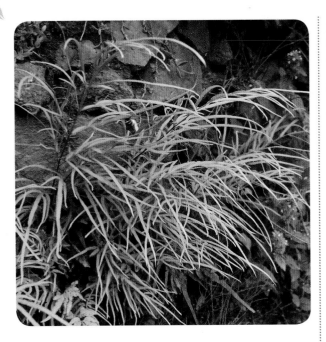

厘米，边缘有圆锯齿或钝齿，背面有金黄色腺点，两面均被短毛；叶柄长 0.4～1.5 厘米，密被短柔毛。轮伞花序顶生或腋生，花序具花 2～6，含集成多轮假总状或穗状花序；花冠多脱落，宿存花萼钟状，长约 3 毫米，灰绿色或灰棕色，前面有金黄色腺点及短柔毛，内藏棕褐色倒卵圆形坚果。

【炮　　制】　除去泥土，扎成小把，晒干或鲜用。

【性味功能】　味苦、辛，性凉。有清热解毒，凉血止血，利尿消肿的功能。

【主治用法】　用于咽喉肿痛，扁桃腺炎，肺结核咯血，支气管炎，血小板减少性紫癜等。外用于乳腺炎，痔疮肿痛，跌打损伤，毒蛇咬伤。用量 9～30 克，鲜品15～60 克。

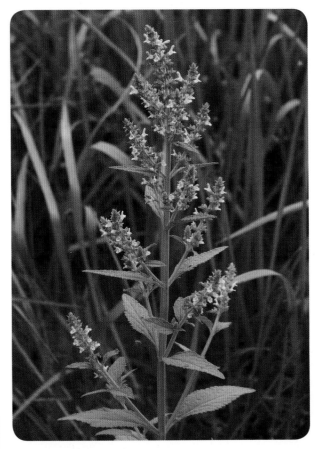

【应　　用】

1. 痢疾：凤尾草 5 份，钱线蕨、海金沙各 1 份，炒黑，水煎服。

2. 白带：凤尾草、车前草、白鸡冠花各 9 克，萹蓄、薏米根、贯众各 15 克，水煎服。

3. 急性黄疸型传染肝炎：凤尾草、酢浆草、连钱草各 30 克。水煎服。

荔枝草

【基　　源】　本品为唇形科植物荔枝草的干燥地上部分。

【原植物】　二年生草本，被短柔毛。茎方形。叶对生，长椭圆形或披针形，边缘有圆锯齿，皱折，下面有金黄色腺点。2～6 花轮伞花序，聚成顶生及腋生假总状或圆锥状花序；花萼钟状；花冠唇形，淡紫色或蓝紫色。小坚果倒卵圆形，有腺点。花期 5～6 月。果期 6～7 月。

【生境分布】　生于山坡荒地或湿地。分布于全国大部分省区。

【采收加工】　6～7 月，割取地上部分，扎成小把，晒干。

【性状鉴别】　全草长 15～80 厘米，多分枝。茎方柱形，直径 2～8 毫米，表面灰绿色至棕褐色，被短柔毛，断面类白色，中空。叶对生，常脱落或破碎，完整叶多皱缩或卷曲，展开后呈长椭圆形或披针形，长 1.5～6

【现代研究】

1. 化学成分　本品全草含高车前甙，粗毛豚草素，楔叶泽兰素即尼泊尔黄酮素，楔叶泽兰素即尼泊尔黄酮素，楔叶兰素 -7- 葡萄糖甙即尼泊尔黄酮甙，4-羟基苯基乳酸，咖啡酸、原儿茶酸等成分。

2. 药理作用　本品具有平喘作用和抑菌作用，组方具有镇咳作用。

【应　用】

1. 阴道炎、宫颈炎：荔枝草50克，洗净切碎，煮沸过滤，冲洗阴道。

2. 慢性气管炎：鲜荔枝草。水煎服。

3. 咳血，吐血，尿血：荔枝草30克，瘦猪肉，炖汤服。

4. 跌打损伤：鲜荔枝草50克，捣烂取汁，以甜酒冲服，其渣杵烂，敷伤处。

§ 透骨草

【基　源】　本品为大戟科多年生草本植物地构叶的全草。

【原植物】　多年生草本，高15～50厘米。根茎横走，淡黄褐色；茎直立，丛生，被灰白色卷曲柔毛。叶互生或于基部对生；无柄或具短柄；叶片厚纸质，披针形至椭圆状披针形，长1.5～7厘米，宽0.5～2厘米，先端钝尖或渐尖，基部宽楔形或近圆形，上部全缘，下部具齿牙，两面被白色柔毛，以沿脉处为密。总状花序顶生；花单性同序；雄花位于花序上部，具长卵状椭圆形或披针形的叶状苞片2枚，苞片内有花1～3朵，萼片5，稀4，花瓣5，稀4，呈鳞片状，黄色腺体盆状，与花瓣互生，雄蕊10～15，花盘锦体5，黄色；花序下部的花略大，中间1朵为雌花，两侧为雄花，苞片2；雌花具较长的花梗，萼片5～6，花瓣6，子房上位，花柱3枚，均2裂。蒴果三角状扁圆球形，被柔毛和疣状突起，先端开裂；每室有种子1颗，三角状倒卵形，绿色。花期4～5月，果期5～6月。

【生境分布】　生长于山坡及草地。分布于山东、河南、江苏等地。

【采收加工】　夏季采收，除去杂质，切段晒干用。

【性状鉴别】　茎多分枝，呈圆柱形或微有棱，通常长10～30厘米，直径1～4毫米，茎基部有时连有部分根茎；茎表面浅绿色或灰绿色，近基部淡紫色，被灰白色柔毛，具互生叶或叶痕，质脆，易折断，断面黄白色。根茎长短不一，表面土棕色或黄棕色，略粗糙；质稍坚硬，断面黄白色。叶多卷曲而皱缩或破碎，呈灰绿色，两面均被白色细柔毛，下表面近叶脉处较显著。枝稍有时可见总状花序和果序；花型小；蒴果三角状扁圆形。气微，味淡而后微苦。以色绿、枝嫩、带珍珠果者为佳。

【性味功能】　味辛，性温。有祛风胜湿，活血止痛的功能。

【主治用法】　用于风湿关节痛，外用治疮痈肿毒。用量6～9克，煎服。外用适量，煎汤熏洗患处。

【应　用】

1. 无名肿毒：透骨草适量，研细末，用蜡调敷。

2. 风湿痛：透骨草、菖蒲适量，煎水熏洗。

3. 阴囊湿疹：透骨草、花椒、艾叶各15克，煎水熏洗，每日1次。

【注意】　孕妇忌服。

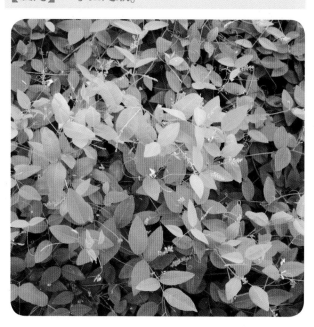

§ 千里香（九里香）

【基　源】　九里香为芸香料植物九里香或千里香的叶或带叶嫩枝。

【原植物】　别名：七里香、七路香。灌木。单数羽状复叶互生；小叶3～9，革质，卵形或倒卵形，全缘，有透明腺点。聚伞花序顶生或腋生；花小，白色，芳香，花梗细；萼片5，宿存；花瓣5，有细柔毛；雄蕊10；子房2室。浆果卵形或球形，鲜红色，先端尖。花期4～6月。果期9～11月。

【生境分布】　生于山坡疏林中。有栽培。分布于福建、台湾、广东、海南、广西、贵州、云南等省区。

【采收加工】　全年可采。叶阴干；枝和根切段，晒干或阴干。

【性状鉴别】　本品呈圆柱形，直径1～4毫米，表面深绿色。质韧，不易折断，断面不平坦。羽状复叶有

365

小叶 3～9 片，小叶片多卷缩，破碎，完整者展争后呈卵形、椭圆形或近菱形，长 2～7 厘米，宽 1～3.5 厘米，最宽处在中部以下，深绿色，先端短尖或渐尖，基部楔形或略偏斜，全缘，上表面有透明腺点，小叶柄短或近无柄；质脆。有的带有顶生或腋生的聚伞花序，花冠直径约 4 厘米。气香，味苦、辛，有麻舌感。

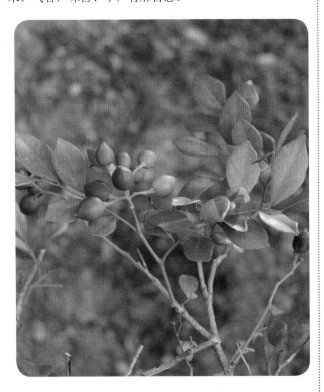

【炮　　制】　洗净、阴干、切段备用，也可捣碎浸酒服

【性味功能】　味辛、微苦，性温，有小毒。有行气止痛，活血散瘀，祛风活络，除湿，麻醉，镇惊，解毒消肿的功能。

【主治用法】　用于胃痛，风湿痛，跌打肿痛，风湿骨痛，牙痛，破伤风，流行性乙型脑炎，蛇虫咬伤，局部麻醉。用量 6～12 克（鲜品 15～30 克）。外用鲜品适量。

【现代研究】

1. 化学成分　本品含多种香豆精类化合物：九里香甲素，九里香乙素，九里香丙素，长叶九里香内酯二醇，长叶九里香醛，脱水长叶九里香内酯，九里香酸，异橙皮内酯等；还含黄酮类化合物：3'，4'，5，5'，7-五甲氧基黄酮，3,3'，4'，5,5'，6,7-七甲氧基黄酮，3,3'，4'，5,5'，7,8-七甲氧基黄酮等；又含半胱氨酸，丙氨酸等游离氨基酸，以及催吐萝芙木醇，二十八醇。另含挥发油，油中有：左旋荜澄茄烯，邻氨基苯甲酸甲酯，

β-丁香烯等成分。

2. 药理作用　本品具有局部麻醉作用，抗肌肉痉挛作用，并有抑菌和终止妊娠作用。

【应　　用】

1. 慢性腰腿痛：九里香 15 克，续断 9 克，水煎服。

2. 胃痛：九里香 3 克，香附 9 克。水煎服。

3. 跌打瘀积肿痛，风湿骨痛，毒蛇咬伤：鲜九里香，捣烂敷患处。

4. 皮肤湿疹：鲜九里香，水煎，擦洗患处。

附注：根、花也供药用。

9　隔山牛皮消

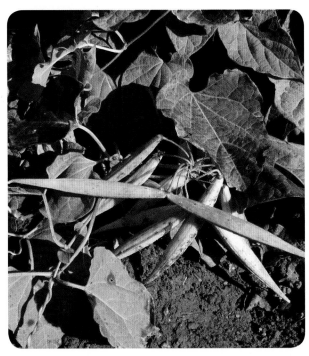

【基　　源】　本品为萝藦科植物隔山牛皮消的干燥块根。

【原植物】　别名：隔山牛皮消草质藤本；茎被单列毛。根肉质，纺锤形，土黄色。叶对生，薄纸质，广卵形，顶端短渐尖，基部耳垂状心形，两面被微柔毛。近伞房状聚伞花序半球形，花序梗被单列毛；花萼被短柔毛；花冠淡黄色，辐状，裂片不反折；副花冠裂片近四方形，内无附属物，明显短于合蕊柱。果单生，刺刀状，种子卵形，顶端具白绢质的种毛。

【生境分布】　生于山坡、石缝、林下。分布于吉

林、辽宁、河北、江苏、湖北、湖南、甘肃、四川等省。

【采收加工】 立秋后采挖,切去两端,剖开或切片,晒干。

【性状鉴别】 本品根圆柱形或纺锤形,长10～20厘米,直径1～4厘米,微弯曲,表面白色或黄白色,具纵皱纹及横长皮孔,栓皮破裂处显黄白色木部。质坚硬,折断面不平坦,灰白色,微带粉状。气微,味苦甜。

【炮　制】 采收,洗净,切片,晒干。

【性味功能】 味微苦、甘,性平。有解毒,消痈,润肠通便的功能。

【主治用法】 用于久病虚弱,贫血,须发早白,痔疮,肠出血,瘰疬疮痈,风疹瘙痒,肠燥便秘。用量6～12克。

【现代研究】

1.化学成分 本品含有隔山消甙C3N、C1N、C2N、C3克、C1克、C2克、D1N、K1N、米1N、F1N、W1N、克1克等成分。

2.药理作用 本品具有双向免疫调节作用,抗肿瘤作用和抗衰老作用,还有促进毛发生长、降血脂、抑制心肌收缩、调节氧代谢等作用。

【应　用】

1.毒蛇咬伤,疔疮:鲜白首乌。捣烂敷患处。

2.肝肾阴虚的头昏眼花,失眠健忘,血虚发白:白首乌、熟地黄各15克。水煎服。

3.瘰疬:鲜白首乌。捣烂敷患处。

4.老人便秘:鲜白首乌。水煎服。

§ 墓头回

【基　源】 本品为败酱科植物异叶败酱的根或全草。

【原植物】 别名:箭头风、墓头灰。多年生草本。根状茎横走,黄白色,具粗须根,有特异臭气。茎直立,有节,幼枝生柔毛。基部叶丛生,有长柄,叶卵形或3裂;茎生叶多变,对生,由3全裂至羽状全裂,顶端裂片较大,卵形或窄卵形,上面中脉有细毛;茎上部叶不裂。聚伞圆锥花序伞房状,花多,黄色;苞片叶状,条形,与花序近等长;萼齿细小;花冠漏斗管状,管基有偏突。果实卵圆形,上面有一片倒卵圆形的膜质翅状苞片。

【生境分布】 生于较干燥的山坡。分布于大部分省区。

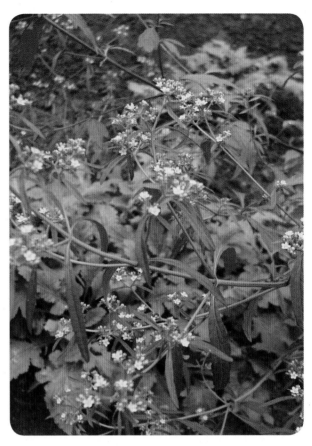

【采收加工】 秋季采挖根茎及根,除去茎留及泥沙,晒干。

【性状鉴别】 本品干燥根呈圆柱形,有分枝,表面黄褐色,有细纵皱纹及圆点状的支根痕,有时有瘤状突起。质硬,折断面黄白色,呈破裂状,横切面射线细。

【炮　制】 去净茎苗及泥土,晒干。

【性味功能】 味苦、微酸、涩,性微寒。有祛风止疟,祛瘀止血,敛肝燥湿的功能。

【主治用法】 用于伤寒,温疟,崩漏,子宫颈糜烂,赤白带下,跌打损伤。用量9～15克。

【现代研究】

1.化学成分 本品含有挥发油,主成分为异戊酸,还含倍半萜烯类,倍半萜醇类和醛、酮、醇等含氧化合物及单萜烯类。另挥发油中也含α和β-蒎烯,柠檬烯,γ-和ξ-榄香烯,龙脑,柠檬烯,β-橄榄烯,β-橄榄烯,β-愈创木烯,ξ-荜澄茄烯等成分。

2.药理作用 本品具有抗肿瘤和镇静作用。

【应　用】

1.跌打损伤:墓头回适量煎水熏洗之。

2.崩中,赤白带下:墓头回适量,酒水各半盏,新红花一捻,煎七分,卧时温服。

3. 胃癌:墓头回30克,生姜3片,红糖30克。水煎代茶饮。

9 糙叶败酱(墓头回)

【基　源】　墓头回为败酱科植物糙叶败酱的根或全草。

【原植物】　多年生草本。根状茎粗短,圆柱形。茎丛生,上部多分枝,有短柔毛,分枝处有节纹。叶对生,革质,羽状深裂,裂片披针形、狭披针形或长圆形,顶端裂片比侧裂片稍大,上面粗糙,叶缘及叶面有毛。聚伞圆锥花序顶生,伞房状排列;花轴及花梗上有细毛;苞片狭窄,离生,花小,淡黄色;花冠合瓣,5裂。果实翅状,卵形或近圆形,扁薄,紫褐色。

【生境分布】　野生于向阳山坡、荒地边。分布于东北以及河北、山西、河南等省。

【采收加工】　秋季采挖,去净茎基及泥土,晒干。

【性状鉴别】　本品干燥根呈不规则的圆柱形,长短不一,径约1～1.5厘米。外皮棕褐色或棕黑色,皱缩易剥落,剥去外皮后呈土黄色。体轻质松,断面呈放射状裂纹,外层为黄棕色的环状纹。有特殊的缬草样臭气,味稍苦。

【炮　制】　去净茎苗及泥土,晒干。

【性味功能】　味苦、微酸、涩,性微寒。有祛风止疟,祛瘀止血,敛肝燥湿的功能。

【主治用法】　用于伤寒,温疟,崩漏,子宫颈糜烂,赤白带下,跌打损伤。用量6～10克。

【现代研究】

1.化学成分　本品根及根茎含挥发油,其中主成分有:β-丁香烯,α-葎草烯,十氢-4,8,8-三甲基-9-亚甲基-1,4-亚甲基薁,3,7,11-三甲基-1,3,6,10-十二碳四烯,ζ-荜澄茄醇,β-芹子烯等,另油中主成分还有:α-和β-古芸烯和正十六烷等。

2.药理作用　本品具有抗肿瘤和镇静作用。

【应　用】

同墓头回。

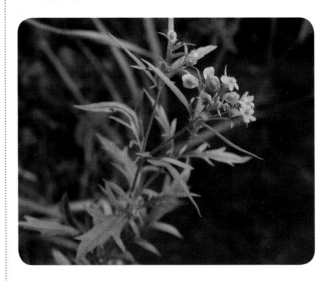

6 脂麻（黑芝麻）

【基　源】　黑芝麻为脂麻科植物脂麻的干燥成熟种子。

【原植物】　一年生草本。株高达1米；茎直立，四棱形，不分枝，植株被短柔毛和疏的粘液腺。下部叶对生，上部叶均为互生，叶片卵形、长圆形或披针形，顶端急尖或渐尖，基部楔形，全缘或具锯齿，下部叶常3浅裂。花1～3朵生于叶腋；花萼稍合生，花冠筒状，二唇形，白色、紫色或淡黄色；雄蕊4，2强；子房2室。蒴果，长圆状筒形，常成4棱，纵裂，被柔毛；种子圆形，黑色。花期7～8月，果期8～9月。

【生境分布】　生于肥沃壤土。除西藏高原外全国各地有栽培。

【采收加工】　秋季果实成熟时采收种子，晒干。

【性状鉴别】　本品黑色种子扁卵圆形，一端钝圆，他端尖。表面黑色，有网状皱纹或无，扩大镜下可见细小疣状突起，边缘平滑或呈棱状，尖端有圆点状棕色的种脐，种皮薄纸质，纵切面可见薄膜状的胚乳。胚直立，有2片大形类白色的子叶，富油性。气微弱，味淡，嚼之有清香味。

【炮　制】

黑脂麻：取原药材，除去杂质，洗净，干燥。用时捣碎。

炒黑脂麻：取净黑脂麻，置预热炒制容器内，用文火加热，炒至有爆裂声，逸出香气时，取出晾凉。用时捣碎。

【性味功能】　味甘，性平。有滋补肝肾，益血润肠，通便，通乳的功能。

【主治用法】　用于肝肾不足，头晕眼花，耳鸣耳聋，贫血，大便秘结，乳汁缺少及腰酸等症。用量9～15克。

【现代研究】

1. 化学成分　本品含大量脂肪油，其中主要为油酸、亚油酸、棕榈酸、花生酸等的甘油脂；又含甾醇、芝麻素、芝麻酚、卵磷脂、蛋白质和大量的钙。

2. 药理作用　本品有降血糖、抗炎、促肾上腺素、致泻等作用。

【应　用】

1. 老年糖尿病：黑芝麻15克。炒熟，研末冲服。

2. 贫血，血小板减少病：黑芝麻15克。炒熟，研末调蜂蜜服。

3. 乳汁缺少：黑芝麻。炒熟，研末，入盐少许食。

4. 肝肾不足，头晕眼花，耳鸣耳聋：黑芝麻、桑叶，研末，以糯米饮捣丸（或炼蜜为丸），常服。

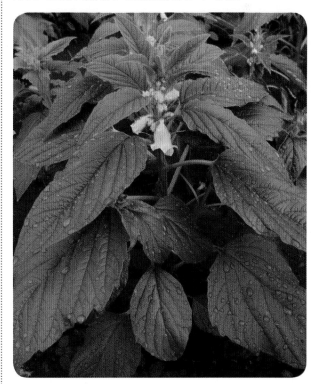

亚麻（亚麻子）

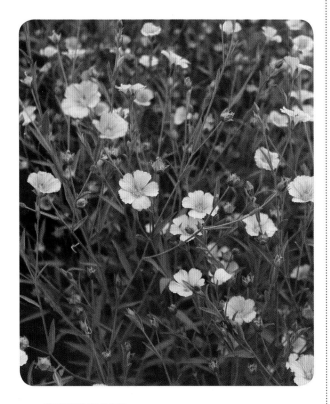

【基　源】　亚麻子为亚麻科植物亚麻的成熟种子。

【原植物】　别名：野胡麻、胡麻仁、大胡麻。一年生草本。茎直立，基部稍木质。互生，线形或线状披针形，先端锐尖，基部渐窄，全缘。花单生于枝顶及上部叶腋；萼片5；花瓣5，蓝色或白色；雄蕊5。蒴果球形，稍扁，淡褐色，5瓣裂。种子扁平卵圆形，黄褐色，有光泽，一端钝圆，另端尖而略偏斜。花期6～7月。果期7～9月。

【生境分布】　全国各地有栽培。主要分布于东北、华北及内蒙古、山东、湖北、陕西、四川、云南。

【采收加工】　秋季果实成熟时采收种子，除去杂质，晒干。

【性状鉴别】　本品种子呈扁平卵圆形，表面红棕色或灰褐色，平滑而有光泽，放大镜下可见微小的凹点；种脐位于尖端凹入部分，种脊浅棕色，位于一侧边缘。种皮薄，除去种皮后可见棕色薄膜状的胚乳，内有子叶2片，黄白色，富油性，胚根朝向种子的尖端。气无，嚼之有豆腥味。

【炮　制】　除去杂质，生用捣碎或炒研。

【性味功能】　味甘，性平。有润燥，通便，养血，祛风的功能。

【主治用法】　用于皮肤干燥瘙痒，麻风，眩晕，便秘，疮疡湿疹，毛发枯萎脱落等。用量4.5～9克。

【现代研究】

1. 化学成分　本品含脂肪油30～48%，蛋白质18～33%，粘质5～12%，糖12～26%，有机酸及维生素。此外，尚有少量的氰甙即亚麻苦甙。

2. 药理作用　本品所含的亚麻苦甙对小肠的分泌、运动功能有调节作用。亚麻油有轻泻作用，能用来预防高脂血症或动脉粥样硬化。临床上选方可用于过敏性皮炎，脂溢性脱发，咳嗽气喘等。

【应　用】

1. 溢脂性脱发：亚麻子、鲜柳枝各50克。水煎洗。

2. 老人皮肤干燥，起鳞屑：亚麻子、当归各6克，紫草3克。研末，制蜜丸，开水送服。

3. 过敏性皮炎，皮肤瘙痒：亚麻子、白鲜皮、地骨皮各3克。制蜜丸。开水送服。

4. 肠燥便结：亚麻子9克，火麻仁15克，郁李仁12克。水煎服。

大麻（火麻仁）

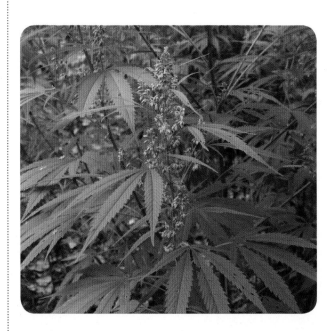

【基　源】　火麻仁为桑科植物大麻的干燥成熟果实。

【原植物】　一年生草本，高1～3米。茎灰绿

370

本草纲目珍藏版

色，具纵沟，密生柔毛。掌状复叶互生或下部叶对生；裂片3～9，披针形，先端渐尖，基部渐窄；边缘具锯齿；上面被粗毛；下面密生白色毡毛；叶柄细长，被糙毛。花单性，雌雄异株。雄花序疏生圆锥花序。雌花序短，腋生，球形或穗状。瘦果扁卵形，为宿存的黄褐色苞片所包，种子1，果皮坚脆，具细网纹，灰色。花期5～7月，果期8～10月。

【生境分布】 生长于排水良好的砂质土壤。全国各地均有栽培。

【采收加工】 秋季果实成熟时采收，除去杂质，晒干。

【性味功能】 味甘，性平。有润燥，滑肠，通便，补虚的功能。

【主治用法】 用于血虚津亏，肠燥便秘，大便秘结等。用量9～15克。

【应　　用】

1. 习惯性便秘：火麻仁。捣烂煮糊，加冰糖，搅匀食。

2. 疖肿：火麻仁，捣烂外敷患处。

3. 胃热所致口腔炎：火麻仁、金银花、甘草各9克。水煎服。

4. 产后血虚便秘：火麻仁、当归、柏子仁各9克，生地12克。水煎服。

小麦

【基　　源】 本品为禾本科植物小麦的种子或其面粉。

【原 植 物】 同浮小麦。

【生境分布】 全国各地均有栽培，为我国主要食粮之一。

【性味功能】 味甘，性凉。有养心，益肾，除热，止渴的功能。

【主治用法】 用于脏躁，烦热，消渴，泄利，痈肿，外伤出血，烫伤。内服：小麦煎汤，50～100克；或煮粥。小麦面炒黄温水调服。外用：适量，小麦炒黑研末调敷。小麦面干撒或炒黄调敷。

【应　　用】

1. 消渴口干：小麦用炊作饭及煮粥食之。

2. 妇人乳痈不消：白面250克，炒令黄色，醋煮为糊，涂于乳上。

3. 汤火伤未成疮者：小麦炒黑为度，研为末，腻粉减半，油调涂之。

4. 治疗外科感染：取陈小麦1000克，加水1.5升，浸泡3天后捣烂、过滤、去渣，滤液沉淀后取沉淀物晒干，小火炒至焦黄研细。临用时将药粉加醋适量调成糊状，外敷疮疖、丹毒等患处，日2次，已溃者敷疮口4周。

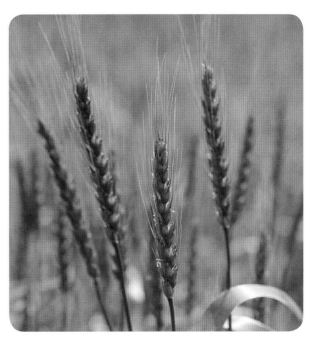

浮小麦

【基　　源】 浮小麦为禾本科植物小麦的干瘪颖果。

【原 植 物】 二年生草本植物。叶扁平，长披针形，先端渐尖，基部方圆形。穗状花序长5～10厘米；小穗有小花3～9朵，上部小花常不结实；颖革质，顶端有短尖头；外稃厚纸质，顶端具芒；内、外稃等长，脊上有生微纤毛的狭翼；颖果顶具毛。花期4～5日，果期5～6月。

【生境分布】 全国各地均有栽培。

【采收加工】 收割小麦时，取瘪瘦轻浮与未脱净皮的麦粒，晒干。

【性状鉴别】 本品颖果长圆形，两端略尖。表面浅黄棕色或黄色，稍皱缩，腹面中央有一纵行深沟，顶端具黄白色柔毛。质硬，断面白色，粉性。气弱，味淡。

【炮　　制】 将原药除去杂质及灰屑。淘净，取出，干燥。

【性味功能】 味甘、咸，性凉。有养心安神，退热止汗的功能。

【主治用法】 用于骨蒸虚热，自汗，多汗，心烦，口渴。用量 10～30 克。

【现代研究】

1. 化学成分 本品种子含淀粉、蛋白质、糖类、糊精、脂肪。脂肪主要为油酸、亚油酸、棕榈酸的甘油酯。尚含少量谷甾醇、卵磷脂、精氨酸、淀粉酶、蛋白酶及微量维生素 B 等。

2. 药理作用 本品镇痛及抗病毒作用。

【应　　用】

1. 虚汗、盗汗：浮小麦、麻黄根。水煎服。

2. 肺结核盗汗：浮小麦、橹豆衣各 9 克，水煎服。

3. 小儿遗尿：浮小麦 18 克，秋桑螵蛸、益智仁、菟丝子、龙骨各 9 克，大枣 24 克，炙甘草 12 克。水煎服。

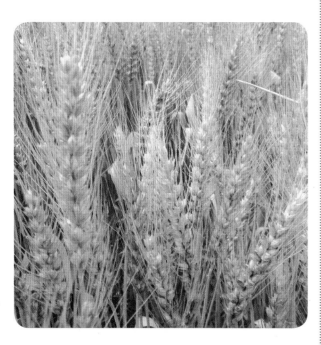

ｇ 小麦麸

【基　　源】 本品为小麦磨取面粉后筛下的种皮。

【原植物】 同浮小麦。

【性味功能】 味甘，性凉。有除热，止渴，敛汗，消肿之功能。

【主治用法】 用于虚汗，盗汗，泄利，糖尿病，口腔炎，热疮，折伤，风湿痹痛，脚气。内服：入散剂。外用：醋炒包熨或研末调敷。

【应　　用】

1. 产后虚汗：小麦麸、牡蛎等分。为末，以猪肉汁调服 6 克。日二服。

2. 走气作痛：酽醋拌麸皮，炒热，袋盛熨之。

3. 小便尿血：面麸炒香，以肥猪肉蘸食之。

4. 小儿眉疮：小麦麸炒黑，研末，酒调敷之。

ｇ 大麦

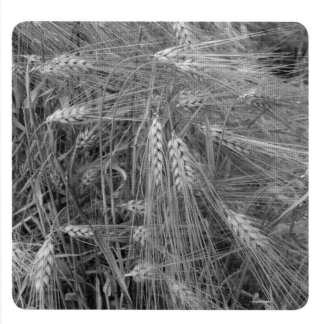

【基　　源】 本品为禾本科植物大麦的颖果。

【原植物】 别名：麰、稞麦、䅟麦、牟麦、饭麦、赤膊麦。越年生草本。秆粗壮，光滑无毛，直立，高 50～100 厘米。叶鞘松驰抱茎；两侧有较大的叶耳；叶舌膜质，长 1～2 毫米；叶片扁平，长 9～20 厘米，宽 6～20 毫米。穗状花序长 3～8 厘米（芒除外），径约 1.5 厘米小穗稠密，每节着生 3 枚发育的小穗，小穗通常无柄，长 1～1.5 厘米（除芒外）；颖线状披针形，微具短柔毛，先端延伸成 8～14 毫米的芒；外稃背部无毛，有 5 脉，顶端延伸成芳，芒长 8～15 厘米，边棱具细刺，内稃与外稃等长。颖果腹面有纵沟或内陷，先端有短柔毛，成熟时与外稃粘着，不易分离，但某些栽培品种容易分离。花期 3～4 月，果期 4～5 月。

【生境分布】 我国各地普遍栽培。

【采收加工】 4～5 月果实成熟时采收，晒干。

【性状鉴别】 果实呈梭形，长 8～12 毫米，直径1～3毫米。表面淡黄色，有1条纵沟。质硬。断面粉性，白色。气无，味微甘。

【性味功能】 味甘咸，性凉。有和胃，宽肠，利水的功能。

【主治用法】 用于食滞泄泻，小便淋痛，水肿，汤火灼伤。内服：煎汤，用量30～60克；或研末。外用：炒研调敷或煎水洗。

【应 用】

1. 治麦芒入目：煮大麦汁洗之。

2. 治蝼蛄尿疮：大麦研末调敷，日三次。

3. 治汤火灼伤：大麦炒黑，研末，油调搽之。

ɕ 雀麦

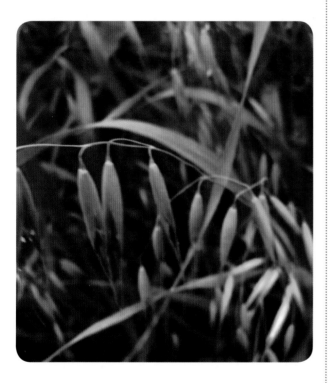

【基 源】 本品为禾本科植物雀麦的全草。

【原植物】 一年或二年生草本。茎秆直立，高30～100厘米。叶鞘紧密贴生于秆，外被柔毛；叶舌长1.5～2毫米，先端有不规则的裂齿；叶片长5～70厘米，宽2～8毫米，两面被毛或背面无毛。圆锥花序开展，下垂，长达30厘米，每节有3～7分枝；小穗幼时圆筒状，成熟后压扁，长17～34毫米（包括芒），有7～14朵花；颖披针形，边缘膜质，第1颖长5～6毫米，有3～5脉，第2颖长7～9毫米，有7～9脉；外稃卵圆形，边缘膜质，有7～9脉，先端微2裂，其下约2毫米处生芒，芒

长5～10毫米，第1外稃长8～11毫米；内稃短于外稃，脊上疏具刺毛；雄蕊3，子房先端有毛。颖果线状长圆形，压扁，腹面具沟槽，成熟后紧贴于内外稃。花、果期4～6月。

【生境分布】 生于山野、荒坡、道旁。分布于华东、华中、陕西、青海、新疆、四川等地。

【采收加工】 4～6月采收，晒干。

【性味功能】 味甘，平，无毒。有充饥滑肠的功能。

【主治用法】 主治汗出不止，难产。内服：煎汤，用量15～30克。

【应 用】

治汗出不止：燕麦全草30克，水煎服，或加米糠15克。

ɕ 荞麦

【基 源】 本品为蓼科植物荞麦的种子，研粉制成面。

【原植物】 别名：甜荞。一年生草本。茎直立，分枝，红色，中空，光滑，稀有乳头状突起。叶互生，下部叶有长柄，上部叶无柄；叶心状三角形或三角状箭形，先端渐尖，基部心形或戟形，全缘，叶脉有毛；托叶膜质，短筒状，先端斜平截，早落。总状伞房花序，腋生或顶生，花多密集成簇，直立或微俯；花梗长，基部有小苞片；花小，白色或淡粉红色；花有5深裂，裂片卵形或椭圆形。瘦果三角状卵形或三角形，先端渐尖，有3棱，棕褐色，有黑色条纹或全黑色。种子1枚，与瘦果相同，有白色粉质胚乳。花果期7～8月。

【生境分布】 野生于荒地或路旁。现全国各省区有栽培。

【采收加工】 霜降前后种子成熟时收割，打下种子，筛去杂质，晒干，研粉制成面。

【性味功能】 味甘，性凉。有健脾除湿，消积降气的功能。

【主治用法】 用于肠胃积滞，胀满腹痛；湿热腹泻，痢疾；或妇女带下病。内服：入丸、散，或制面食服。外用：适量，研末掺或调敷。

【现代研究】

1. 化学成分 瘦果中含水杨胺、4-羟基苯甲胺、N-水杨叉替水杨胺。种子含槲皮素、槲皮甙、金丝桃甙、芸

373

香豉和油酸、亚麻酸及类胡萝卜素和叶绿素。

2. 药理作用　本品有降压、降血脂和血糖、抑制胰蛋白酶的作用，对糜蛋白酶尚有一定抑制作用。另外其花粉水体液还可抗缺铁性贫血。

【应　　用】

1. 痢疾：荞麦面6克。砂糖水调服。

2. 痘疹溃烂：荞麦面敷贴患处。

3. 小儿油丹亦肿：荞麦面醋和敷之。

4. 汤火烧：荞麦面炒黄色，以井华水调敷。

5. 脚鸡眼：以荸荠汁同荞麦调敷脚鸡眼。三日，鸡眼疔即拔出。

6. 疮头黑凹：荞麦面煮食之，即发起。

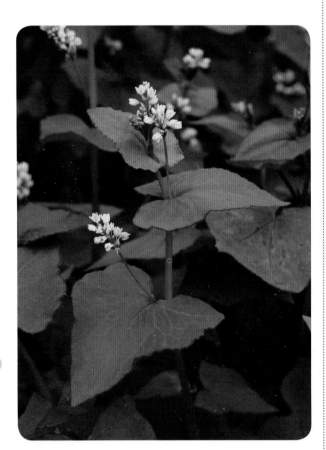

374

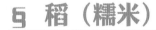 稻（糯米）

【基　　源】　本品为禾本科植物稻（糯稻）的种仁。

【原 植 物】　一年生栽培植物。秆直立，丛生，高约1米左右。叶鞘无毛，下部者长于节间；叶舌膜质而较硬，披针形，基部两侧下延与叶鞘边缘相结合，长5～25

毫米，幼时具明显的叶耳；叶片扁平，披针形至条状披针形，长30～60厘米，宽6～15厘米。圆锥花序疏松，成熟时向下弯曲，分枝具角棱，常粗糙；小穗长圆形，两侧压扁，长6～8毫米，含3小花，下方两小花退化仅存极小的外稃而位于1两性小花之下；颖极退化，在小穗柄之顶端呈半月形的痕迹；退化外稃长3～4毫米，两性小花外稃，有5脉，常具细毛，有芒或无芒，内稃3脉，亦被细毛；鳞被2，卵圆形，长1毫米；雄蕊6；花药长2毫米；花柱2枚，筒短，柱头帚刷状，自小花两侧伸出。颖果平滑。花、果期6～10月。

【生境分布】　我国南北各地均有水稻的栽培区。

【采收加工】　脱粒晒干。

【性味功能】　味甘，温，无毒。有滋补身体，补脾胃，养气血的功能。

【主治用法】　暖脾胃，止虚寒泄痢，缩小便，收自汗，发痘疮。

【应　　用】

1. 小儿头疮：糯米饭烧灰，入轻粉，清油调敷。

2. 缠蛇丹毒：糯米粉和盐，嚼涂之。

3. 喉痹痄腮：用前膏贴项下及肿处，一夜便消。干即换之，常令湿为妙。

4. 虚劳不足：糯米，入猪肚内蒸干，捣作丸子，日日服之。

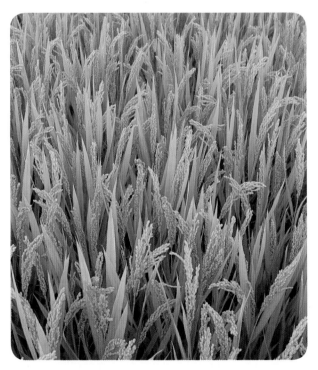

᧒ 粳

【基　源】　本品为禾本科植物稻（粳稻）去壳的种仁。

【原 植 物】　同稻。

【性状鉴别】　呈扁椭圆形，长3～4毫米，宽2～3毫米。一端圆钝；另端有胚脱落而稍歪斜。表面浅白色，半透明，光滑。质坚硬，断面粉性。气微，味甘。

【性味功能】　味甘，平。有补气健脾，除烦渴，止泻痢的功能。

【主治用法】　主治脾胃气虚，食少纳呆，倦怠乏力，心烦口渴，泻下痢疾。内服：煎汤，用量9～30克；或水研取汁。

【应　　用】

1. 治霍乱狂闷，烦渴，吐泻无度，气欲绝者：淡竹沥一台，粳米一合（炒，以水二盏同研，去滓取汁）。上二味，和匀顿服之。

2. 治赤痢热躁：粳米半升。水研取汁，入油瓷瓶中，蜡纸封口，沉井底一夜，平旦服之。

3. 治受胎未足，初生无皮，色赤，但有红筋：早白米粉扑之。

【注意】　新熟者动气，常食干饭，令人热中，唇口干；不可与马肉同食之，发痼疾。

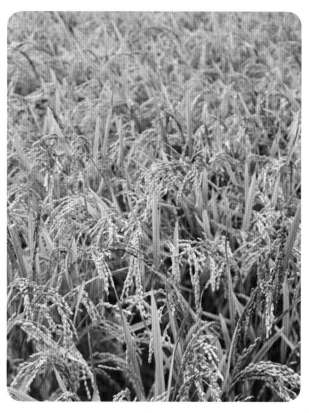

375

❺ 稷

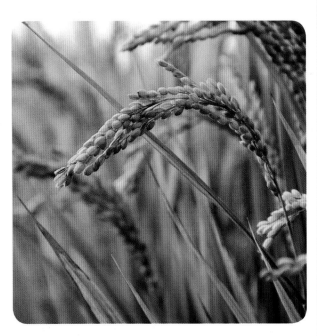

【基　源】　本品为禾本科植物黍的种子。

【原 植 物】　别名穄米、稯米。一年生栽培草本。秆粗壮，直立，单生或少数丛生，高60～120厘米，有时有分枝，节密被髭毛，节下具疣毛。叶鞘松弛，被疣基毛；叶舌长约1毫米，具长约2毫米的纤毛；叶片线状披针形，长10～30厘米，宽达1.5厘米，具柔毛或无毛，边缘常粗糙。圆锥花序开展或较紧密，成熟后下垂，长约30厘米，分枝具角棱，边缘具糙刺毛，下部裸露，上部密生小枝与小穗；小穗卵状椭圆形，长4～5毫米；颖纸质，无毛，第1颖长为小穗的1/2～2/3，先端尖，具5～7脉，第2颖与小穗等长，通常具11脉，其脉先端渐汇合成喙状；第1外稃形似第2颖，具11～13脉，内稃薄膜质，较短小，长1.5～2毫米，先端微凹。谷粒圆形或椭圆形，长

约3毫米，乳白色或褐色。花、果期7～10月。

【生境分布】　我国东北、华北、西北、华南、西南以及华东等地山区都有栽培。内蒙古、河北、山西、宁夏、陕西等地为主产区。

【采收加工】　5～6月采收，碾去壳用。

【性味功能】　味甘，平，无毒。有和中益气，凉血解暑的功能。

【主治用法】　治热，压丹石毒，能解苦瓠毒。内服：煮食或研末。

【注意】　多食发冷气。不可与川附子同食。

❺ 黍

【基　源】　本品为禾本植物黍的果实、茎和根。

【原 植 物】　一年生草本。秆直立，单生或少数丛生，高60～120厘米，有节，节上密生髭毛。叶鞘松弛，被疣毛；叶舌长约1毫米，具长约2毫米的纤毛；叶片线状披针形，长10～30厘米，宽1.5厘米，具柔毛或无毛，边缘常粗糙。圆锥花序，开展或较紧密，成熟则下垂，长约30厘米，分枝具角棱，边缘具粗糙刺毛，下部裸露，上部密生小枝与小穗；小穗卵状椭圆形，长约4～5毫米；颖纸质。无毛，第一颖长为小穗的1/2～2/3，先端尖或锥尖，具5～7脉，第二颖与小穗等长，大多为11脉；第一外稃形似第二颖；内稃薄膜质，较短小，长1.5～2毫米，先端常微凹。颖果圆形或椭圆形，平滑而有光泽，长约3毫米，乳白、淡黄或红色。种子白色、黄色或褐色，性粘或不粘。

【生境分布】　我国东北、华北、西北、华南、西南以及华东等地山区都有栽培。

【采收加工】 秋季采收，碾去壳用。

【性味功能】

黍米：味甘，微温。有益气补中，除烦止渴，解毒的功能。

黍茎：味辛，热，有小毒。有利尿消肿，止血，解毒的功能。

黍根：味辛，热，有小毒。有利尿消肿，止血的功能。

【主治用法】 主治烦渴，泻痢，吐逆，咳嗽，胃痛，小儿鹅口疮，疮痈，烫伤。内服：煎汤，用量30～90克；煮粥或淘取泔汁。外用：适量，研末调敷。

【应 用】

1. 治小儿鹅口，不能饮乳：米汁涂之。

2. 治汤火所灼未成疮者：黍米、女曲等分。各熬令黑如炭，捣末，以鸡子白和涂之。

3. 治通身水肿：以黍茎煮汤浴之。

4. 治腹水胀满：鲜亦黍根二两，砂仁二钱。开水适量，冲炖，饭后服。

§ 玉蜀黍

【基 源】 本品为禾本科植物玉蜀黍的种子。

【原植物】 别名：玉高粱、玉米、玉麦、王蜀秫、包谷、陆谷、玉黍、粟米、苞米。高大的一年生栽培植物。秆粗壮，直立，高1～4米，通常不分枝，基部节处常有气生根。叶片宽大，线状披针形，边缘呈波状皱折，具强壮之中脉。在秆顶着生雄性开展的圆锥花序；雄花序的分枝三棱状，每节有2雄小穗，1无柄，1有短柄；每1雄小穗含2小花，颖片膜质，先端尖；外稃及内稃均透明膜质；在叶腋内抽出圆柱状的雌花序，雌花序外包有多数鞘状苞片，雌小穗密集成纵行排列于粗壮的穗轴上，颖片宽阔，先端圆形或微凹，外稃膜质透明。花、果期7～9月。

【生境分布】 全国各地广泛栽培。

【采收加工】 于成熟时采收玉米棒，脱下种子，晒干。

【性味功能】 味甘，性平。有调中开胃，利尿消肿的功能。

【主治用法】 主治食欲不振，小便不利，水肿，尿路结石。内服：煎汤，用量30～60克；煮食或磨成细粉作饼。

【注意】 久食则助湿损胃。鲜者，助湿生虫，尤不宜多食。

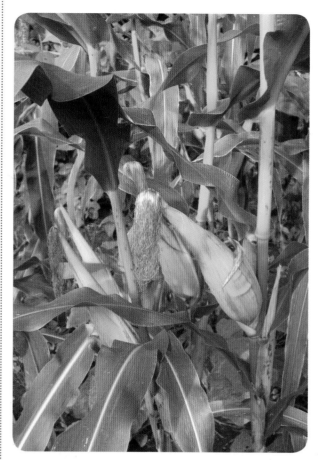

§ 玉米须

【基 源】 玉米须为禾木科植物玉蜀黍的花柱和柱头。

【原植物】 一年生草本。叶互生，阔长条状披针形，先端渐尖，边缘波状，中脉明显，叶鞘包茎；叶舌紧贴茎。花序单生，雄花序顶生，大型园锥花序，小穗成对生于各节，花柱线形，质柔软；雌花序腋生，小穗成对排列于穗轴周围。颖果稍呈球形，超出颖片和稃片之外。花期6～8月。果期7～9月。

【生境分布】 全国各地广为栽培。

【采收加工】 秋季收获玉米时采收玉米须，晒干或鲜用。

【性味功能】 味甘，性平。有利尿消肿，利胆退黄，降压的功能。

【主治用法】 用于急、慢性肾炎，水肿，急、慢性肝炎，高血压，糖尿病，尿路结石，胆道结石等症。用量 15～30 克，水煎服。

【现代研究】

1. 化学成分　玉米含碳水化合物、蛋白质、脂肪以及维生素 E、B1、B2、B6 及胡萝卜素、烟酸等。还含有丰富的赖氨酸、木质素以及谷胱氨酸等，玉米油富含维生素E、棕榈酸、硬脂酸、亚油酸等。

2. 药理作用　玉米须有调节免疫功能，抗肿瘤，抗菌，抗氧化活性，利尿和抗尿路结石形成，降压、降血糖、降血脂的作用，还可保护肝损伤等。

【应　用】

1. 水肿，小便不利：玉米须、桂花、商陆 1.5 克，红枣数枚，水煎服。

2. 糖尿病：玉米须 50 克，积雪草 100 克，水煎服。

3. 高血压：玉米须 50 克，冰糖适量，水煎服。

4. 百日咳：玉米须 50 克，咸李干一个，水煎服。

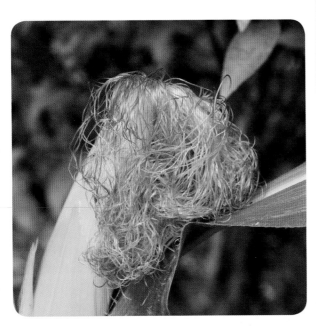

378

ᓂ 粱

【基　源】　本品为禾本科植物粱或粟品种之一的种仁。

【原植物】　一年生栽培作物，须根粗大。秆粗壮，直立，高 0.1～1 米。叶鞘松裹茎秆，密具疣毛或无毛，先以近边缘及叶片接处的背面为密，边缘密具纤毛；叶舌为 1 圈纤毛；呀片长披针形或线状披针形，长 10～45 厘米，宽 5～33 毫米，先端尖，基部钝圆，上面粗糙，下面稍光滑。圆锥花序呈圆柱状或近纺锤状，通常下垂，

基部多少有间断，长 10～40 厘米，宽 1～5 厘米，常因品种的不同而变异主轴密被柔毛，刚毛显着长于或稍长于小穗，黄色，褐色或紫色；小穗椭圆形或近圆球形，长 2～3 毫米，黄色，褐色或紫色；第 1 颖长为小穗的 1/3～1/2，具 3 脉，第 2 颖稍短于或长为小穗的 3/4，先端钝，具 5～9 脉；第 1 外稃与小穗等长，具 5～7 脉，基内稃薄纸质，披针形，长为其 2/3，第 2 外稃等长于第 1 外稃，卵圆形或圆球形，质坚硬，平滑或具细点状皱纹，成熟后，自第 1 外稃基部和颖分离脱落；鳞被先端不平，呈微波状；花柱基部分离。花、果期夏、秋季。

【生境分布】　我国南北各地均有栽培。

【采收加工】　秋季果实成熟时收割，打下种仁，去净杂质，晒干。

【性味功能】

白粱米：味甘，微寒。

黄粱米：味甘，性平。

青粱米：味甘，微寒。

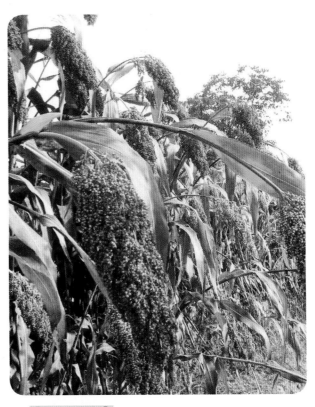

【功能主治】

白粱米：有益气和中，除烦止渴的功能。主治胃虚呕吐，烦渴。内服：煎汤，30～90 克；或煮粥。

黄粱米：有和中益气，利湿的功能。主治霍乱，呕吐泄泻，下痢，骨湿痹痛。内服：煎汤，30～90 克；或煮粥。

外用：适量，研末调敷。

青粱米：有健脾益气，涩精止泻，利尿通淋的功能。主治脾虚食少，烦热，消渴，泄精，泻痢，淋证。内服：煎汤，30～90克；或煮粥。

§ 粟（小米，粟芽）

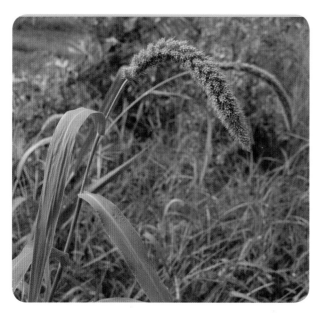

【基　　源】　小米为禾木科植物粟的种仁；粟芽为颖果经发芽而得。

【原 植 物】　一年生草本。叶条状披针形，先端渐尖，边缘粗糙，上面粗糙，下面光滑；叶鞘除鞘口外光滑无毛；叶舌具纤毛。顶生柱状圆锥花序长，小穗簇生于缩短的分枝上，基部有刚毛状小枝，成熟时自颖与第一外稃分离而脱落。花期6～8月。果期9～10月。

【生境分布】　我国北方地区广为栽培。

【采收加工】　秋季采收成熟小米，晒干。粟芽于次年春，将粟谷浸泡于能排水的容器中，盖好，每日淋水1～2次，待须根长到3～5毫米长时，取出，晒干。

【性味功能】　味甘，性温。有健脾胃，消食积的功能，

【主治用法】　用于脾胃虚热，反胃呕吐，消渴、泄泻等症；粟芽用于积食不化，消化不良，胸闷腹胀，妊娠呕吐等症。

【应　　用】

1. 食滞胀满，食欲不振：粟芽、麦芽，水煎服。

2. 小儿外感风滞有呕吐、发热者：粟芽、苏梗各15克，藿香6克，蝉蜕4.5克，防风0.5克，云苓7克，薄荷3克（后下），川连2.1克。水煎服。

3. 妊娠呕吐：粟芽，炒熟后，泡水服。

§ 薏苡（薏苡仁）

【基　　源】　薏苡仁为禾本科植物薏苡的种仁。

【原 植 物】　别名：药玉米。一年或多年生草本。秆直立，节间中空，基部节上生根。叶互生，排成2纵列；叶长披针形，先端渐尖，基部阔心形，叶鞘抱茎，边缘粗糙。总状花序由上部叶鞘内成束腋生；小穗单性；雌雄同株；雄小穗于花序上部覆瓦状排列；雌小穗生于花序下部，包于念珠状总苞中。果实椭圆形或长椭圆形，总苞坚硬，内有1颖果。花期7～8月。果期9～10月。

379

【生境分布】　生于河边、山谷阴湿处。全国大部分地区有栽培。

【采收加工】　秋季采收，打下果实，晒干，收集种仁。

【性状鉴别】　本品种仁宽卵形或长椭圆形，长4～8毫米，宽3～6毫米。表面乳白色，光滑，偶有残存的黄褐色种皮。一端钝圆，另端较宽而微凹，有1淡棕色点状种脐。背面圆凸，腹面有1条罗宽而深的纵沟。质坚实，断面白色粉质。气微，味微甜。

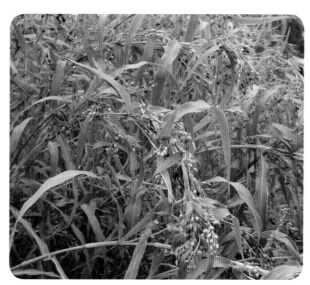

【炮　　制】　炒薏苡仁：置锅内用文火炒至微黄色，取出，放凉即可。或用麸皮同炒。

【性味功能】　味甘、淡，性微寒。有健脾利湿，清热排脓的功能。

【主治用法】　用于脾虚泄泻，水肿，脚气，湿痹

拘挛，关节疼痛，小便不利，肺痿，肠痈，白带；还用于胃癌，子宫颈癌，绒毛膜上皮癌。用量 10～30 克。孕妇忌服。

【现代研究】

1. 化学成分 本品含蛋白质、脂肪、糖类、少量VB1、氨基酸、薏苡素、薏苡酯等三萜化合物。

2. 药理作用 本品具有抗肿瘤作用，提高免疫作用和降血糖、血钙、血压作用，并能抑制胰蛋白酶，也有诱发排卵作用。

【应 用】

1. 慢性肾炎水肿：薏苡仁、鱼腥草。水煎服。

2. 肺痈：薏苡仁，冬瓜仁，苇茎，桃仁，水煎服。

罂粟（罂粟壳）

【基 源】 罂粟壳为罂粟科植物罂粟的蒴果外壳。

【原植物】 别名：米壳、罂子粟。一年生或二年生草本，高 60～150 厘米，全株被白粉，有白色乳汁。叶互生，长卵圆形或长圆形，先端急尖，基部圆形或近心形，边缘多缺刻状浅裂，有钝锯齿，两面有白粉呈灰绿色。花单一顶生，白色、粉白色、红色或紫红色；花瓣 4 或重瓣；雄蕊多数；子房 1 室。蒴果卵圆形或长椭圆形，长 4～7 厘米，直径 3～6 厘米，黄褐色或淡褐色，孔裂。种子多数，肾形，灰褐色，有网纹。花期 4～6 月。果期 6～8 月。

【生境分布】 栽培于田圃或庭园间。

【采收加工】 蒴果未成熟时，果皮绿色或稍带黄色，割取药用的阿片后，摘下果实，除去种子及枝叶，干燥。

【性状鉴别】 本品呈椭圆形或瓶状卵形，多已破碎成片状，直径 1.5～5 厘米，长 3～7 厘米。外表面黄白色、浅棕色至淡紫色，平滑，略有光泽，有纵向或横向的割痕。顶端有 6～14 条放射状排列呈圆盘状的残留柱头；基部有短柄。体轻，质脆。内表面淡黄色，微有光泽。有纵向排列的假隔膜，棕黄色，上面密布略突起的棕褐色小点。气微清香，味微苦。

【性味功能】 味酸、涩，性微寒；有毒。有敛肺止咳，涩肠止泻，止痛的功能。

【主治用法】 用于久咳不止，久泻久痢，脱肛，肢体、胸腹诸痛，便血，遗精滑泄等。用量 3～9 克。水煎服。有毒，不宜过量及持续服用。

【现代研究】

1. 化学成分 本品含多种生物碱，如吗啡、可待因、那可汀、那碎因、罂粟碱、罂粟壳碱等，另含有多糖、内消旋肌醇、赤癣醇等。

2. 药理作用 本品所含的吗啡、可待因等有显著的镇痛、镇咳作用，能使胃肠道及其括约肌的张力提高，消化液分泌减少，便意迟钝而起止泻作用。

【应 用】

1. 劳伤喘嗽水止，自汗：罂粟壳（炒为末）6 克，乌梅 15 克，小麦 30 克，水煎服。

2. 久泻久痢：罂粟壳、木香、黄连。水煎服。

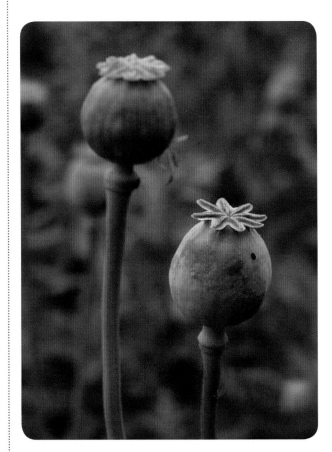

§ 黑大豆

【基　源】　本品为豆科植物大豆的黑色种子。

【原植物】　别名：乌豆、黑豆、冬豆子、大豆、菽。矮性或蔓性，株高约40～80厘米，根部含根瘤菌极多，叶互生，三出复叶，小叶卵形或椭圆形，花腋生，蝶形花冠，小花白色或紫色，种子的种皮黑色，子叶有黄色或绿色。本品呈椭圆形或类球形，稍扁，长6～12毫米，直径5～9毫米。表面黑色或灰黑色，光滑或有皱纹，具光泽，一侧有淡黄白色长椭圆形种脐。质坚硬。种皮薄而脆，子叶2，肥厚，黄绿色或淡黄色。气微，味淡，嚼之有豆腥味。

【生境分布】　全国各地广泛栽培。

【性状鉴别】　为椭圆形而略扁，长6～10毫米，直径5～7毫米，厚1～6毫米。表面黑色，略有光泽，有时具横向皱纹，一侧边缘具长圆形种脐。种皮薄，内表面呈灰黄色，除去种皮，可见到2片子叶，黄绿色，肥厚。质较坚硬。气微，具豆腥味。

【性味功能】　味甘，性平。有活血利水，祛风解毒，健脾益肾的功能。

【主治用法】　主治水肿胀满，风毒脚气，黄疸浮肿，肾虚腰痛，遗尿，风痹筋挛，产后风痉，口噤，痈肿疮毒，药物、食物中毒。内服：煎汤，用量9～30克；或入丸、散、外用：适量，研末掺；或煮汁涂。

【现代研究】

1. 化学成分　含丰富的蛋白质、铁质、脂肪、碳水化合物，胡萝卜素，维生素 B1、B2，烟酸，维生素 E、花青素、异黄酮素。

2. 药理作用　本品中的黄酮给小鼠口服后测子宫重量，有明显的雌激素样作用；本品尚有一定的解痉作用。

【应　用】

1. 治小儿丹毒：浓煮大豆汁涂之良，瘥，亦无瘢痕。

2. 治痘疮湿烂：黑大豆研末敷之。

3. 治小儿汤火疮：水煮大豆汁涂上，易瘥，无斑。

4. 治消渴：乌豆置牛胆中阴干百日，吞之。

5. 治肾虚消渴难治者：天花粉、大黑豆（炒）。上等分为末，面糊丸，如梧桐子大，黑豆百粒（煎）汤下。

6. 中毒：以大豆汁解之。

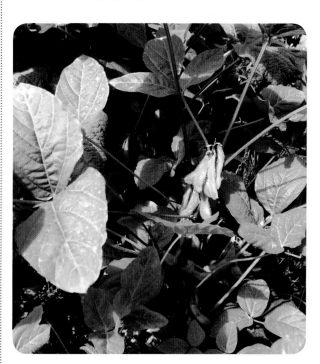

§ 大豆黄卷

【基　源】　大豆黄卷为豆科植物大豆的种子经发芽干燥而成。

【原植物】　一年生草本，全株密被黄褐色长硬毛。三出复叶,卵形、长卵形,先端钝或急尖,基圆形、宽楔形或截形,全缘。总状花序腋生,花2～10朵;花萼绿色,钟状,5齿裂;花冠蝶形,白色,淡红色或紫色;雄蕊10,9枚联合1枚离生。荚带状矩形,具短柄,下垂,黄绿色或黄褐色,密生长硬毛。种子卵圆形或近球形,种皮黄色、绿色褐色、黑色等。花期6～7月,果期7～9月。

【生境分布】　全国各地均有栽培。以东北、华北栽培面积最广。

【采收加工】　春秋二季取籽粒饱满的大豆,用水浸泡至膨胀,将水放出,用湿布覆盖,每日用清水冲洗一次,等芽长至0.5～1厘米时,摊开,晒干。

【性味功能】　味甘,性平。有清热,利湿,解表的功能。

【主治用法】　用于暑湿发热,胸闷不舒,肢体疼痛,水肿胀满。用量9～15克。

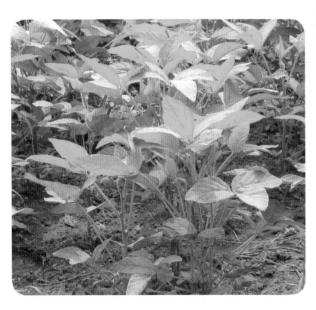

【现代研究】

1. 化学成分　本品主要含大豆皂A、B、C、D、E以及大豆苷、木糖和叶酸等成分。

2. 药理作用　本品有降压、抗心律失常、扩张冠状血管作用;能增强耐缺氧能力、抗脑缺血、降血脂作用,有抗动脉粥样硬化、抗凝血、抗血栓以及保肝、抗氧化、抗病毒、抗肿瘤等作用。

【应　　用】

1. 高血脂、高血压、动脉硬化:大豆黄卷,水煎服。

2. 水肿胀满,大小便涩:大豆黄卷(醋拌炒干)、大黄、橘皮,水煎服。

3. 头风湿痹,暑湿发热:大豆黄卷,温水服。

4. 感冒发痛,头痛:大豆黄卷、葱白各9克,生姜4.5克,水煎服。

9　黄大豆

【基　　源】　为豆科植物大豆的种皮黄色的种子。

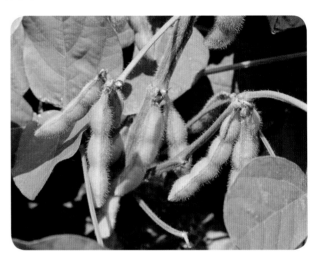

【原植物】　一年生直立草本,高60～180厘米。茎粗壮,密生褐色长硬毛。叶柄长,密生黄色长硬毛;托叶小,披针形;三出复叶,顶生小叶菱状卵形,长7～13厘米,宽3～6厘米,先端渐尖,基部宽楔形或圆形,两面均有白色长柔毛,侧生小叶较小,斜卵形;叶轴及小叶柄密生黄色长硬毛。总状花序腋生;苞片及小苞片披针形,有毛;花萼钏状,萼齿5,披针形,下面1齿最长,均密被白色长柔毛;花冠小,白色或淡紫色,稍较萼长;旗瓣先端微凹,翼瓣具1耳,龙骨瓣镰形;雄蕊10,二体;子房线形,被毛。荚果带状长圆形,略弯,下垂,黄绿色,密生黄色长硬毛。种子2～5颗,黄绿色或黑色,卵形至近球形,长约1厘米。花期6～7月,果期8～10月。

【生境分布】　全国各地广泛栽培。

【采收加工】　8～10月果实成熟后采收,取其种子晒干。

【性状鉴别】　种子黄色,黄绿色。种皮薄,除去种皮,可见2片子叶。黄绿色,肥厚。质坚硬。气微,具豆腥味。

【性味功能】　味甘,性平。有健脾利水,宽中导滞,解毒消肿的功能。

【主治用法】　用于食积泻痢,腹胀食呆,疮痈肿毒,脾虚水肿,外伤出血。内服:煎汤,30～90克;或研末。外用:捣敷;或炒焦研末调敷。

【应　用】

1. 治痘后生疮:黄豆烧研末,香油调涂。

2. 治诸拥疮:黄豆,浸胖捣涂。

9 赤小豆

【基　源】　本品为豆科植物赤小豆的干燥成熟种子。

【原植物】　一年生草本。三出羽状复叶,披针形,先端渐尖,基部圆形或近截形。总状花序腋生或顶生,有2～3朵花。花冠黄色。荚果细圆柱形,种子6～10粒,长圆形而稍扁,紫红色,无光泽,种脐凹陷成纵沟。花期6～7月,果期8～9月。

【生境分布】　全国各地栽培。主要分布于吉林、北京、河北、陕西、安徽、江苏、浙江、江西、广东、四川、云南等省区。

【采收加工】　秋季果实成熟时,打下种子,除去杂质,再晒干。

【性状鉴别】　本品干燥种子略呈圆柱形而稍扁,长5～7毫米,直径约3毫米,种皮赤褐色或紫褐色,平滑,微有光泽,种脐线形,白色,约为全长的2／3,中间凹陷成一纵沟,偏向一端,背面有一条不明显的棱脊。质坚硬,不易破碎,除去种皮,可见两瓣乳白色于仁。气微,嚼之有豆腥味。

【性味功能】　味甘、酸,性平。有利水消肿,解毒排脓的功能。

【主治用法】　用于水肿胀满,脚气浮肿,黄疸尿赤,风湿热痹,痈肿疮毒,肠痈腹痛。用量9～30克。

【现代研究】

1.化学成分　本品含糖类,三萜皂甙。含蛋白质,脂肪,碳水化物,粗纤维灰分,钙,磷,铁,硫胺素,核黄素,烟酸等成分。

2. 药理作用　本品具有利尿作用和抑菌作用。

【应　用】

1. 水肿胀满,脚气浮肿:赤小豆、薏苡仁、防己、

甘草各15克,水煎服。

2. 湿热黄疸,发热,无汗:赤小豆、连翘各15克,麻黄9克,水煎服。

3. 肝硬化腹水:赤小豆、鲤鱼,同煮食。

4. 流行性腮腺炎:赤小豆,捣烂研粉与鸡蛋清调敷患处。

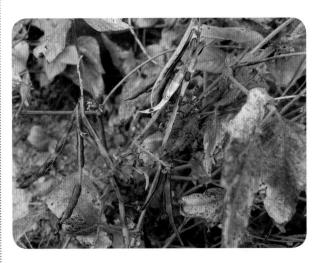

9 赤豆(赤小豆)

【基　源】　赤小豆为豆科植物赤豆的干燥成熟种子。

【原植物】　一年生草本。三出羽状复叶。顶生小叶菱卵形或卵形,先端,基部宽楔形或圆形,全缘或三浅裂。侧生小叶斜卵形。总状花序腋生。花冠蝶形黄色。荚果圆柱形稍扁,近无毛。种子长圆形,暗红色。花期6～7月,果期8～9月。

【生境分布】　全国各地栽培。主要分布于吉林、北京、河北、陕西、安徽、江苏、浙江、江西、广东、四川、云南等省区。

【采收加工】　秋季果实成熟时,打下种子,除去杂质,晒干。

【性状鉴别】　本品呈矩圆形,两端圆钝或平截,种皮赤褐色或稍淡,表面紫红色或暗红棕色。一侧有线形突起的种脐,平滑有光泽,种脐位于侧缘上端,白色,不显著突出,亦不凹陷,质坚硬,不易破碎;气微,味微甘,嚼之有豆腥气。

【炮　制】　洗净,晒干。

【性味功能】　味甘、酸,性平。有利水除湿,消肿解毒,和血排脓的功能。

【主治用法】 用于水肿胀满，脚气浮肿，黄疸尿赤，泻痢，便血，风湿热痹，痈肿疮毒，肠痈腹痛。用量9～30克。外用适量，研末调敷患处。

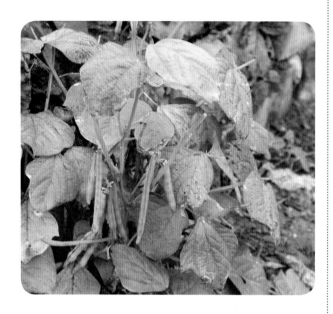

【现代研究】

1. 化学成分 本品含有齐墩果烯低聚糖甙：赤豆皂甙（azukisaponin）Ⅰ，即槐花二醇；赤豆皂甙Ⅱ，大豆皂醇B赤豆皂甙Ⅲ，赤豆皂甙Ⅳ，赤豆皂甙Ⅴ和赤豆皂甙Ⅵ，黄烷醇鞣质：D-儿茶精、D-儿茶精等成分。

2. 药理作用 本品具有利尿作用和抑菌作用。

【应 用】
同赤小豆。

5 绿豆

【基 源】 本品为豆科植物绿豆的种子。

【原 植 物】 一年生草本，被淡褐色长硬毛。小叶3，阔卵形至棱状卵形，侧生小叶偏斜，先端渐尖，基部圆形或截形。总状花序腋生；花黄绿色；旗瓣肾形，翼瓣有渐狭爪，龙骨瓣截形，其中1片龙骨瓣有角；雄蕊10，二体。荚果圆柱形，被稀长硬毛。种子短矩形，绿色或暗绿色。花期6～7月，果期8月。

【生境分布】 全国大部分地区有栽培。

【采收加工】 秋季种子成熟时采收种，晒干。

【性状鉴别】 干燥种子呈短矩圆形，长4～6毫米，表面绿黄色或暗绿色，光泽。种脐位于一侧上端，长约为种子的1/3，呈白色纵向线形。种皮薄而韧，剥离后

露出淡黄绿色或黄白色的种仁，子叶2枚，肥厚。质坚硬。

【性味功能】 味甘，性凉。有清热解毒，消暑，利水的功能。

【主治用法】 用于暑热烦渴，水肿，泻痢，丹毒，痈肿，解热药毒，烫伤，跌打损伤。用量5～15克。

【现代研究】

1. 化学成分 绿豆种子中含胡萝卜素、核黄素、蛋白质、糖类和磷脂类成分。

2. 药理作用 本品具有抗菌抑菌作用，还有降血脂、抗肿瘤和解毒等作用。

【应 用】

1. 霍乱呕吐：绿豆，研粉，白糖水冲服。

2. 砒石毒：绿豆研粉，寒水石，板兰根。水煎服。

3. 疮毒肿痛初起：绿豆研粉，炒黄，猪牙皂研末，米醋调敷患处。

4. 误服热剂所致烦躁闷乱，呕吐、狂渴：绿豆研粉，黄连、甘葛、甘草各25克，焙干研末，温汤调服。

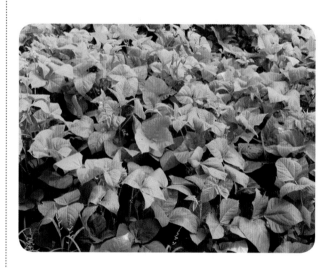

5 豌豆

【基 源】 本品为豆科植物豌豆的种子。

【原 植 物】 别名：脾豆、寒豆、毕豆、雪豆。一年生攀援草本，秃净而有粉霜，高1～2米。羽状复叶，互生，叶轴末端有羽状分枝的卷须；托叶卵形，叶状，常大于小叶，基部耳状，包围叶柄或茎，边缘下部有细牙齿；小叶2～6枚，阔椭圆形或矩形，长25～50毫米，全缘。花柄自叶腋抽出，较叶柄为短；花1～3朵，白色或紫色；萼钟形，5裂，裂片披针形；花冠蝶形，旗瓣圆形，翼瓣与龙骨瓣贴生；雄蕊10，成9与1两束；花柱扁平，

顶端扩大，内侧具髯毛。荚果长椭圆形，长 5 ～ 10 厘米。种子 2 ～ 10 粒，球形。花期 4 ～ 5 月。

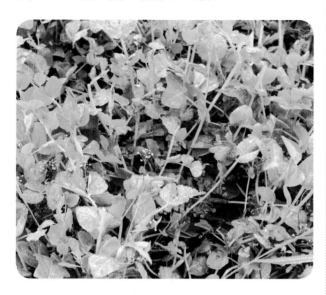

【生境分布】 全国各地有栽培。主要产区有四川、河南、湖北、江苏、青海、江西等多个省区。

【性味功能】 味甘，性平，无毒。有和中下气，利小便，解疮毒功能。

【主治用法】 主治霍乱转筋，脚气，痈肿。内服：煎汤。

【应　用】

1. 湿浊阻滞，脾胃不和，吐泻转筋：豌豆 120 克，陈皮 10 克，芫荽 60 克。加水煎汤。分 2 ～ 3 次温服。

2. 烦热口渴，或消渴口干，以及产后乳汁不下，乳房作胀：嫩豌豆 250 克，加水适量，煮熟淡食并饮汤。

3. 小儿、老人便秘：鲜豌豆 200 克煮烂，捣成泥，与炒熟的核桃仁 200 克，加水 200 毫升，煮沸，每次吃 50 毫升，温服，一日两次。

【注意】 豌豆粒多吃会腹胀，易产气，尿路结石、皮肤病和慢性胰腺炎患者不宜食用；此外，糖尿病患者、消化不良者也要慎食。

6 蚕豆

【基　源】 本品为豆科植物蚕豆的种子。

【原植物】 别名：佛豆、胡豆、南豆、马齿豆、竖豆、仙豆、寒豆。越年或一年生草本，高 30 ～ 180 厘米。茎直立，不分枝，无毛。偶数羽状复叶；托叶大，半箭头状，边缘白色膜质，具疏锯齿，无毛，叶轴顶端具退化卷

须；小叶 2 ～ 6 枚，叶片椭圆形或广椭圆形至长形，长 4 ～ 8 厘米，宽 2.5 ～ 4 厘米，先端圆形或钝，具细尖，基部楔形，全缘。总状花序腋生或单生，总花梗极短；萼钟状，膜质，长约 1.3 厘米，5 裂，裂片披针形，上面 2 裂片稍短；花冠蝶形，白色，具红紫色斑纹，旗瓣倒卵形，先端钝，向基部渐狭，翼瓣椭圆形，先端圆，基部作耳状三角形，一侧有爪，龙骨瓣三角状半圆形，有爪；雄蕊 10，二体；子房无柄，无毛，花枝先端背部有一丛白色髯毛。荚果长圆形，肥厚，长 5 ～ 10 厘米，宽约 2 厘米。种子 2 ～ 4 颗，椭圆形，略扁平。花期 3 ～ 4 月，果期 6 ～ 8 月。

【生境分布】 通常栽培于田中或田岸旁。全国各地广为栽培。

【采收加工】 夏季果实成熟呈黑褐色时，拔取全株，晒干，打下种子，扬净后再晒干。或鲜嫩时用。

【性状鉴别】 种子扁矩圆形，长 1.2 ～ 1.5 厘米，直径约 1 厘米，厚 7 毫米。种皮表面浅棕褐色，光滑，做有光泽，两面凹陷；种脐位于较大端，褐色或黑褐色。质坚硬，内有子叶 2 枚，肥厚，黄色。气微，味淡，嚼之有豆腥气。

【性味功能】 味甘，微辛，性平。有健脾利水，解毒消肿的功能。

【主治用法】 主治膈食，水肿，疮毒。内服：煎汤，30 ～ 60 克；或研末；或作食品。外用：适量，捣敷；或烧灰敷。

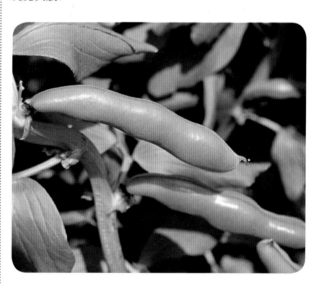

【应　用】

1. 膈食：蚕豆磨粉，红糖调食。

2. 水胀，利水消肿：胡豆 30 ～ 240 克。炖黄牛肉服。

不可与菠菜同用。

3. 水肿：蚕豆 60 克，冬瓜皮 60 克。水煎服。

4. 秃疮：鲜蚕豆捣如泥，涂疮上，干即换之。如无鲜者，用干豆以水泡胖，捣敷亦效。

【注意】 性滞，中气虚者食之，令人腹胀。

§ 豇豆

【基源】 本品为豆科植物豇豆的种子。

【原植物】 别名：羊角、豆角、角豆、饭豆、腰豆、长豆。一年生缠绕性草本。茎无毛或近于无毛。托叶棱形，两端渐狭急尖，基部着生茎上；三出复叶互生，顶生小叶菱卵形，两侧小叶斜卵形。花序较叶短，着生 2～3 朵花；小苞片匙形，早落；萼钟状，无毛，皱缩，萼齿 5，披针形；花冠蝶形，淡紫色或带黄白色，旗瓣、翼瓣有耳，龙骨瓣无耳；雄蕊 10，二体；雌蕊 1，子房无柄，花序顶部被髯毛。荚果长 20～30 厘米，下垂；种子肾形或球形。花期 6～7 月。果期 8 月。

【生境分布】 全国均有栽培。

【采收加工】 秋季果实成熟后采收，晒干，打下种子。

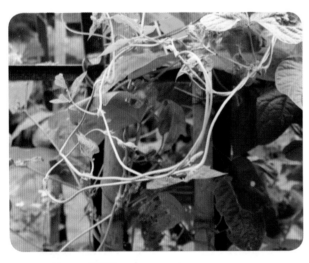

【性味功能】 味甘、咸，性平。有健脾利湿，补肾涩精的功能。

【主治用法】 主治脾胃虚弱，泄泻，痢疾，吐逆，消渴，肾虚腰痛，遗精，白带，白浊，小便频数。内服：煎汤用量 30～60 克；或煮食；或研末，用量 6～9 克。外用：适量，捣敷。

【应用】

1. 食积腹胀，嗳气：生豇豆适量。细嚼咽下，或捣绒泡冷开水服。

2. 白带，白浊：豇豆、藤藤菜。炖鸡肉服。

3. 蛇咬伤：豇豆、山慈姑、樱桃叶、黄豆叶。捣绒外敷。

【注意】 气滞便结者禁用。

§ 扁豆（白扁豆）

【基源】 白扁豆为豆科植物扁豆的干燥成熟种子。

【原植物】 别名：茶豆（江苏）、白眉豆（安徽）。一年生缠绕草本。三出复叶互生；顶生小叶菱卵形，先端急尖、突尖或渐尖，基部宽楔形或圆形，全缘，两面有短硬毛；侧生小叶斜卵形。总状花序腋生，直立；花 2～20 朵丛生；花萼宽钟状，萼齿 5；花冠蝶形，白色；雄蕊 10，二体；子房条形，生柔毛，基部有腺体。荚果扁平，镰刀状半月形或长圆形，边缘弯曲或直，先端有尖喙。种子 2～5 粒，肾形，黑色、紫色或白色。花期 6～8 月。果期 8～10 月。

【生境分布】 全国各地均有栽培。

【采收加工】 秋、冬二季采收成熟果实，晒干，取出种子，再晒干。

【性状鉴别】 本品种子为扁椭圆形或扁卵圆形。表面黄白色，平滑而光泽，一侧边缘有半月形白色隆起的种阜，约占周径的 1/3～1/2，剥去后可见凹陷的种脐，紧接种阜的一端有 1 珠孔，另端有短的种脊。质坚硬，种皮薄而脆，内有子叶 2 枚，肥厚，黄白色，角质。嚼之有豆腥气。以饱满、色白者佳。

【炮制】

生扁豆：拣净杂质，置沸水中稍煮，至种皮鼓起、松软为度，捞出，浸入冷水中，脱去皮，晒干。

炒扁豆：取净扁豆仁，置锅内微炒至黄色，略带焦斑为度，取出放凉。

【性味功能】 味甘，性平。有健脾化湿，和中消暑的功能。

【主治用法】 用于脾胃虚弱，食欲不振，大便溏泻，白带过多，暑湿吐泻，胸闷腹胀。用量 9～15 克。

【现代研究】

1. 化学成分 本品胰蛋白酶抑制物、淀粉酶抑制物、血球凝集素 A、B。含豆甾醇、磷脂、葡萄糖、果糖、淀粉、酪氨酸酶等。

2. 药理作用　扁豆中含对人的红细胞的非特异性凝集素，它具有某些球蛋白特性，还有降血糖及血清胆甾醇的作用。

【应　用】

1. 夏季胃肠型感冒、急性胃肠炎、消化不良：白扁豆（炒）18 克，香薷 4.5 克，厚朴 6 克，水煎服。

2. 慢性腹泻：白扁豆，炒熟，研粉，调服。

3. 淋浊，白带过多：白扁豆 50 克，炒香，研末，米汤调服。

4. 砒霜中毒：白扁豆，生研，水绞汁饮。

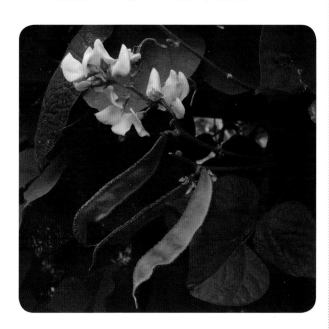

6 刀豆

【基　源】　本品为豆科植物刀豆的干燥成熟种子。

【原植物】　一年生草质藤本。三出复叶，卵形，先端渐尖，基部宽楔形，全缘，侧生小叶基部圆形，偏斜。总状花序腋生，2 ～ 3 朵簇生花序轴上；萼管上唇 2 裂，下唇 3 裂；花冠蝶形，淡红色或淡紫色，旗瓣顶端凹入，基部有耳及宽爪，翼瓣和龙骨瓣具向下的耳。荚果线形，扁而弯曲，先端弯曲或钩状，边缘有隆脊。种子椭圆形，粉红色、红色或褐色。花期 6 ～ 9 月，果期 8 ～ 11 月。

【生境分布】　栽培于温暖地带。分布于江苏、安徽、浙江、湖北、湖南、广东、广西、陕西、四川等省区。

【采收加工】　秋季种子成熟时采收荚果，剥取种子，晒干。

【性状鉴别】　本品呈扁卵形或扁肾形，长 2 ～ 3.5 厘米，宽 1 ～ 2 厘米，厚 0.5 ～ 1.2 厘米。表面淡红色至红紫色，微皱缩，略有光泽。边缘具眉状黑色种脐，长约 2 厘米，上有白色细纹 3 条。质硬，难破碎。种皮革质，内表面棕绿色而光亮；子叶 2，黄白色，油润。无臭，味淡，嚼之有豆腥味。

【炮　制】　除去杂质，用时捣碎。

【性味功能】　味甘，性温。有温中下气，益肾补元的功能。

【主治用法】　用于虚寒呃逆，呕吐，肾虚腰痛，痰喘。用量 4.5 ～ 9 克。

【现代研究】

1. 化学成分　本品含有血球凝集素、刀豆氨酸、刀豆毒素以及淀粉、蛋白质、脂肪等。

2. 药理作用　本品有抗肿瘤作用，其中所含伴刀豆球蛋白酶与核糖、腺嘌呤协同有促进缺血后心功能不全恢复的作用。临床上选方可用于久痢，呕吐，肾虚腰痛，百日咳等。

【应　用】

1. 小儿疝气：刀豆 4.5 克，研粉，开水冲服。

2. 气滞呃逆，膈闷不舒：刀豆 6 克，开水送服。

3. 百日咳：刀豆二粒，甘草 3 克。加冰糖适量，水煎服。

4. 鼻渊：刀豆 9 克，文火研干为末，酒服。

附注：刀豆的果壳有通经活血，止泻的功能，用于腰痛，久痢，闭经。根有散瘀止痛的功能，用于跌打损伤，腰痛。用量 30 ～ 60 克。

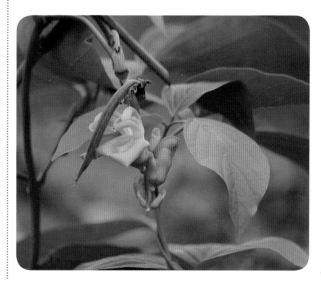

❺ 淡豆豉

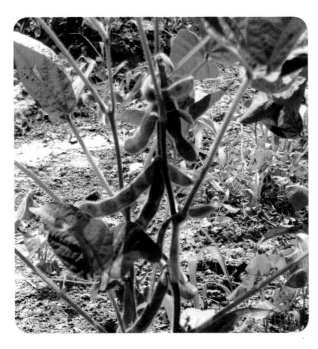

【基　　源】　本品为豆科植物大豆的成熟种子的发酵加工品。

【原 植 物】　别名：豆豉、清豆豉。一年生草本，高50～150厘米。茎多分枝，密生黄褐色长硬毛。三出复叶，叶柄长达20厘米，密生黄色长硬毛；小叶卵形、广卵形或狭卵形，两侧的小叶通常为狭卵形，长5～15厘米，宽3～8.5厘米。荚果带状矩形，黄绿色或黄褐色，密生长硬毛，长5～7厘米，宽约1厘米。

【生境分布】　生长于肥沃的田野。全国各地广泛栽培。

【采收加工】　取桑叶、青蒿各70～100克，加水煎煮，滤过，煎液拌入净大豆1000克中，俟汁液吸尽后，蒸透，取出，稍晾，再置容器中，用煎过的桑叶、青蒿渣覆盖，闷使发酵至黄衣生遍，去药渣，洗净，置容器中再闷15～20日，至充分发酵，香气溢出时取出，略蒸，干燥。

【性味功能】　味辛、微苦，性寒。有解表，除烦的功能。

【主治用法】　用于发热，恶寒头痛，无汗，胸中烦闷，恶心欲呕。内服，煎汤，6～12克，或入丸剂；外用捣敷或炒焦研末调敷。脾胃虚弱者慎用。

【应　　用】

1. 风寒感冒：淡豆豉10克，葱白5克，生姜3片，水煎服，每日1剂。

2. 感冒初期的头痛：淡豆豉20克，生姜六七片煮汤一碗，乘热饮用，饮后覆被小睡。

3. 风寒阳虚感冒：淡豆豉10克，葱白3根，水煎服。

❺ 豆腐

【基　　源】　本品为豆科植物大豆种子的加工制成品。

【原 形 态】　一年生直立草本，高60～180厘米。茎粗壮，密生褐色长硬毛。叶柄长，密生黄色长硬毛；托叶小，披针形；三出复叶，顶生小叶菱状卵形，长7～13厘米，宽3～6厘米，先端渐尖，基部宽楔形或圆形，两面均有白色长柔毛，侧生小叶较小，斜卵形；叶轴及小叶柄密生黄色长硬毛。总状花序腋生；苞片及小苞片披针形，有毛；花萼钟状，萼齿5，披针形，下面1齿最长，均密被白色长柔毛；花冠小，白色或淡紫色，稍较萼长；旗瓣先端微凹，翼瓣具1耳，龙骨瓣镰形；雄蕊10，二体；

子房线形，被毛。荚果带状长圆形，略弯，下垂，黄绿色，密生黄色长硬毛。种了2～5颗，黄绿色或黑色，卵形至近球形，长约1厘米。花期6～7月，果期8～10月。

【生境分布】　全国广泛栽培。

【制作方法】　一般用黄大豆，以水浸约一天左右（夏季可较短），待豆浸胖后，带水磨碎，滤去渣滓，入锅煮沸，即成豆腐浆，再点以盐卤或石膏，即凝成豆腐花，然后用布包裹，榨去部分水分，即成。

【性味功能】　味甘，性凉。有泻火解毒，生津润燥，和中益气。

【主治用法】　治赤眼，消渴，休息痢；解硫黄、烧酒毒。内服：煮食或煎汤，10～30克。

【应　用】

1. 休息痢：醋煎白豆腐食之。

2. 饮烧酒过多，遍身红紫欲死，心头尚温：热豆腐切片，满身贴之，冷即换，苏醒乃止。

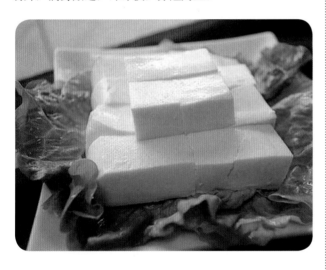

🄶 蒸饼

【基　源】　本品为小麦面和以酵糟的加工制成品。别名：馒头饼。

【性味功能】　味甘，性平，无毒。有消食，养脾胃，温中化滞，益气和血，止汗，利三焦，通水道的功能。

【应　用】

1. 积年肠风下血不止，面色萎黄，肌体枯悴：皂荚七挺（不蛀，肥者，去黑皮，涂酥，炙黄熟，去子），蒸饼60克，乌龙尾60克。上药捣罗为末，炼蜜和捣一二百杵，丸如梧桐子大。每于食前，以温粥饮下20丸。

2. 肠胃虚弱，糟粕不聚，便利赤白，或作脓血，脐

腹疼痛，心胸痞满，里急后重，烦满渴逆，胁肋胀闷，肠内虚鸣，四肢倦乏，不进饮食：御米壳120克（以蜜炒黄紫焦色），干蒸饼（切如骰子块，以蜜炒焦色）。上为细末，炼蜜为丸，如鸡子黄大。每服一粒，水一盏，煎化为度，热服不拘时候。

3. 崩中下血：陈年蒸饼，烧存性，米饮送服6克。

4. 汤火伤灼：馒头饼，烧存性，研末，油调涂敷之。

🄶 神曲

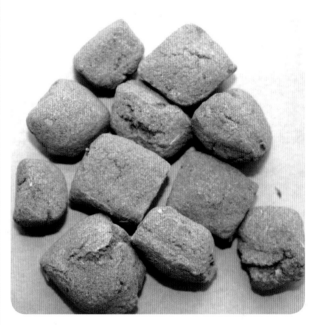

【基　源】　本品为辣蓼、青蒿、赤小豆、苦杏仁、鲜苍耳、面粉、麸皮混合拌匀后发酵而成的曲剂。各地均能生产，而制法规格稍有不同。

【原形态】　别名：六曲、六神曲、炒神曲、焦神曲。呈方形或长方形块状，直径约3厘米，厚1厘米。外表粗糙，土黄色，质脆易断。断面不平坦，类白色，可见未被粉碎的残渣及发酵后的空隙。

【性状鉴别】　有陈腐气，味苦。以身干、陈久、无虫蛀、杂质少者为佳。

【炮　制】

炒神曲：取麸皮撒匀于热锅内，俟起烟，将神曲倒入，炒至黄色，取出，筛去麸皮，放凉；或不加麸皮，炒至黄色亦可。

焦神曲：取神曲置锅内炒至外表呈焦黑色，内部焦黄色，取出，略喷些清水，放凉。

【性味功能】 味甘、辛，性温。有消食和胃、健脾的功能。

【主治用法】 用于饮食停滞，消化不良，脘腹胀满，食欲不振，呕吐泻痢。内服：煎汤，10～15克；或入丸、散。

【现代研究】

1. 化学成分 神曲为酵母制剂，含酵母菌，淀粉酶，维生素B复合体，麦角甾醇，蛋白质及脂肪，挥发油等。

2. 药理作用 能促进消化液分泌，可抑制肠内过度发酵而消腹胀。

【应 用】

饮食积滞证：可与山楂，麦芽，木香等同用。又本品略兼解表之功，故外感食滞者用之尤宜。此外，凡丸剂中有金石、贝壳类药物者，可用本品糊丸以助消化。

【注意】 脾阴不足，胃火盛，及孕妇慎服。

♀ 红曲

【基 源】 本品为曲霉科真菌紫色红曲霉的菌丝体及孢子经人工培养，使菌丝在粳米内部生长，使整个米粒变为红色而成。

【原形态】 别名：丹曲、赤曲、红米、福曲、红曲米、红曲炭。菌丝体大量分枝，初期无色，渐变为红色，老后紫红色；菌丝有横隔，多核，含橙红色颗粒。成熟时在分枝的顶端产生单个或成串的分生孢子。分生孢子褐色，（6～9）微米×（7～10）微米。在另外菌丝顶端还产生橙红色单个球形子囊壳（闭囊壳）；闭囊壳橙红色，近球形，直径25～75微米，内含多个子囊。子囊球形，含8个子囊孢子，成熟后子囊壁消失。子囊孢子卵形或近球形，光滑，透明，无色或淡红色，（5.5～6）微米×（3.5～5）微米。

【生境分布】 此菌在自然界多存在于乳制品中，我国生产地区广泛，福建、江西、广东、北京、上海、浙江、台湾等地均产，以福建古田所产者最为著名。

【采收加工】 将菌种接种于蒸半熟的粳米上，发酵制得。

【性状鉴别】 红曲呈长卵形、类椭圆柱形或不规则形，略扁，长5～8毫米，宽2～3.5毫米，厚1.5～3毫米。表面紫红色或棕红色，凹凸不平，有的具浅纵、横纹理。质脆，易沿横纹理断开，断面平齐，边缘红色至暗红色，中部略凹，白色至浅红色。气特异，味淡、微甘，

以红透质酥、陈久为佳。

【炮 制】 筛净灰屑，拣去杂质。红曲炭：将净红曲微炒，使外部呈黑色，内部呈老黄色为度，喷淋清水，冷却。

【性味功能】 味甘，性温。有活血化瘀，健脾消食的功能。

【主治用法】 用于饮食停滞，胸膈满闷，消化不良。用量6～9克，水煎服。

【应 用】

1. 心腹作痛：红曲、香附、乳香各等份，为末，酒服。

2. 产后瘀血不下、腹痛：红曲3～12克，加黄酒煎汁，趁温服下。

3. 急性肠炎：红曲15克，炒研细末，合六一散（飞滑石6份，生甘草1份组成）等份，每服2～9克，米汤送服，每日3次。

【注意】 阴虚胃火盛，无食积瘀滞者不用。

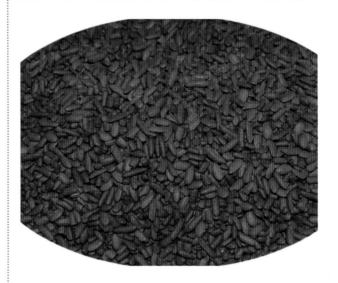

♀ 饴糖

【基 源】 本品为米、大麦、小麦、粟及玉蜀黍等粮食经发酵糖化制成的糖类食品。

【原形态】 别名：胶饴、软饴糖。为米、麦、粟或玉蜀黍等粮食经发酵糖化制成。有软、硬两种，软者称胶饴，硬者称白饴糖，均可入药，但以用胶饴为主。

【生境分布】 全国各地均产。

【性状鉴别】 味甘，药用以软饴精为佳。本品以浅黄、质黏稠、味甘无杂味，为上品，干硬名饧，不堪入药。

【炮　制】　本品通常以糯米或粳米磨成粉，煮熟，加入麦芽，搅合均匀，微火煎熬而成。

【性味功能】　味甘，性温。有补脾益气，缓急止痛，润肺止咳的功能。

【主治用法】　用量30～60克，入汤剂分2～3次冲服；也可熬膏或为丸服。

【现代研究】

1. 化学成分　含麦芽糖89.5%，蛋白质、脂肪、维生素 B2. 维生素 C 及烟酸等。

2. 药理作用　本品具有麦芽糖的一般作用，临床观察有滋养、止咳、止腹绞痛作用。

【应　用】

1. 消化性溃疡，胃肠功能紊乱，神经衰弱，再生障碍性贫血见脾胃虚寒，气血不足，里急腹痛者：常与桂枝、白芍、干姜、大枣、甘草配伍，如小建中汤。气虚甚者，加用黄芪、党参；脾虚寒甚者，可配伍干姜、花椒。

2. 肺结核，慢性支气管炎见肺虚咳嗽，干咳无痰者：可单用本品，又常与百部、蜂蜜等配用；肺寒久咳者，也可与干姜、细辛合用。

【注意】　本品助湿生热，令人中满，故湿热内蕴，中满呕逆，痰热咳嗽，小儿疳积均不宜用。

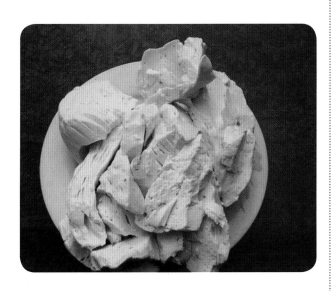

5 谷芽

【基　源】　谷芽为禾本科植物粟的颖果经发芽加工而得。

【原植物】　别名：蘖米，稻蘖，稻芽、粟芽。

一年生草本，高1～1.5米，有时可达2米。秆直立，粗壮，光滑。叶片披针形或条状披针形，长10～30厘米，宽1～3厘米，先端渐尖，基部近圆形，边缘粗糙，近基部处较平滑，上面粗糙，下面光滑；叶鞘除鞘口外光滑无毛；叶舌长1.5～5毫米，具纤毛。顶生柱状圆锥花序长10～40厘米，直径2～3厘米，小穗长约3毫米，簇生于缩短的分枝上，基部有刚毛状小枝1～3条，成熟时自颖与第一外稃分离而脱落；第一颖长为小穗的1/2～1/3；第二颖略短于小穗；第二外稃有细点状皱纹。花期6～8月。果期9～10月。

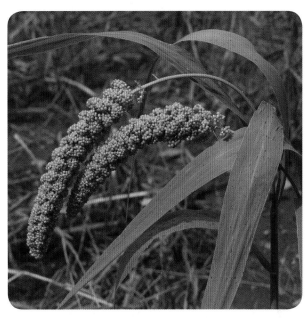

【生境分布】　我国北方地区广为栽培。

【采收加工】　于次年春加工，用水将粟谷浸泡后，置于能排水的容器中，盖好，每日淋水1～2次，待须根长到3～5毫米长时，取出，晒干。

【药材性状】　谷芽细小球形，直径1～2毫米，表面淡黄色，为壳状的外稃与内稃包围，多数已裂出，露出初生根，长3～5毫米。去外壳后的种子红黄白色、基部有黄褐色的胚，质坚，断面粉质。气无，味甘。

【炮　制】

谷芽：除去杂质。

炒谷芽：取净谷芽，置热锅中，用文火炒至深黄色时，取出，放凉。

焦谷芽：取净谷芽，置热锅中，用中火炒至表面焦褐色时，取出放凉。

【性味功能】　味甘，性温。有健胃、消食的功能。

【主治用法】 用于积食不化，消化不良，胸闷腹胀，妊娠呕吐等症。用量 9 ～ 15 克，水煎服。

【现代研究】

1. 化学成分　本品含淀粉、蛋白质、脂肪、淀粉酶及维生素 B 等。

2. 药理作用　本品含有淀粉酶，具有助消化作用。临床上选方可用于消食、健脾、开胃、和中、生津液、益元气。

§ 稻芽

【基　源】 稻芽为禾本科植物稻的成熟果实经发芽干燥而得。别名：蘖米，谷芽。

【采收加工】 将稻谷用水浸泡后，保持适宜的温、

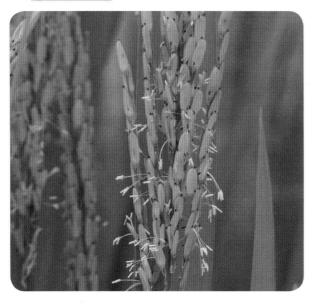

湿度，待须根长至约 1 厘米时，干燥。

【药材性状】 稻芽扁长椭圆形，两端略尖，长7 ～ 9 毫米，直径约 3 毫米。外稃黄色，有白色细茸毛，具 5 脉。一端有 2 枚对称的白色条形浆片，长 2 ～ 3 毫米，于一个浆片内侧伸出弯曲的须根 1 ～ 3 条，长 0.5 ～ 1.2厘米。质硬，断面白色，粉性。无臭，味淡。

【炮　制】

稻芽：除去杂质。

炒稻芽：取净稻芽，置热锅中，用文火炒至深黄色时，取出，放凉。

焦稻芽：取净稻芽，用中火炒至焦黄色，取出，放凉。

【性味功能】 味甘，性温。有健脾开胃，和中消

食的功能。

【主治用法】 用于食积胀满，消化不良，食欲不佳等。用量 9 ～ 15 克，水煎服。

【现代研究】

1. 化学成分　本品主要成分为淀粉酶，尚含蛋白质、脂肪油、淀粉、麦芽糖、腺嘌呤、胆碱及 18 种氨基酸等。

2. 药理作用　本品所含淀粉酶能助消化。此外，谷芽可通过肥大细胞组织胺释放而具有抗过敏活性。

§ 麦芽

【基　源】 麦芽为禾木科植物大麦的发芽颖果。

【原植物】 一年生或二年生草本。叶鞘无毛，先端两侧具弯曲钩状的叶耳；叶舌膜质；叶片扁平，长披针形，上面粗糙，下面较平滑。穗状花序长 3 ～ 8 厘米，每节生 3 枚结实小穗；颖线形，顶端延伸成芒；外稃无毛，芒粗糙；颖果成熟后与稃体粘着不易脱粒，顶端具毛。花期 3 ～ 4 月，果期 4 ～ 5 月。

【生境分布】 全国各地均有栽培。

【采收加工】 将大麦浸泡 4 ～ 6 小时，装缸或箩内盖好，每天洒水保持湿润，至芽长 6 ～ 9 毫米时取出晒干。

【性状鉴别】 本品果实呈梭形，长 8 ～ 12 毫米，直径 1 ～ 3 毫米。表面淡黄色，有 1 条纵沟。质硬。断面粉性，白色。气无，味微甘。

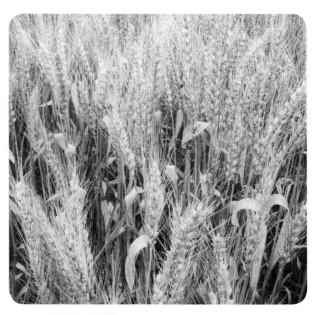

【现代研究】

1. 化学成分　本品含有碳水化合物，蛋白质、钙、磷，

并含少量B族维生素和尿囊素等。

2.药理作用 本品具有促进化脓性创伤及顽固性溃疡愈合的作用。

【应 用】

1.消化不良：麦芽、谷芽、神曲各6克，山楂4.5克，莱菔子、白术、连翘各3克，陈皮2.4克。水煎服。

2.退乳：麦芽120克，微火灼黄，水煎服。

3.食肉过多，腹痛胀满，大便稀烂：麦芽，炒黄，代茶饮。

4.小儿疳积，食欲不振：麦芽，生用，研末，冲水服。

酱

【基 源】 本品为用大豆、蚕豆、面粉等作原料，经蒸罨发酵，并加入盐水制成的糊状食品。

【性味功能】 味咸、甘，性平。有清热解毒的功能。

【主治用法】 主治蛇虫蜂螫毒，烫火伤，浸淫疮，中鱼、肉、蔬菜毒。外用：适量，调敷；或化汁涂。内服：适量，汤饮化服。

【应 用】

1.百药、百虫、百兽之毒损人者：豆酱，水洗去汁，以豆瓣捣烂一盏，白汤调服。再以豆瓣捣烂，敷伤损处。

2.解轻粉毒（服轻粉口破者）：以三年陈酱，化水，频漱之。

3.汤火烧灼未成疮：豆酱汁敷之。

4.治人卒中烟火毒：黄豆酱一块。调温汤一碗灌之。

5.疠疡：酱汁研石硫磺作泥，以生布揩破，敷疡上。

6.手足指掣痛不可忍：酱清和蜜，温涂之。

【注意】 痘痂新脱时食之则瘢黑。

醋

【基 源】 本品为用高粱、米、大麦、小米、玉米或低度白酒为原料酿制而成的含有乙酸的液体。亦有用食用冰醋酸加水和着色料配成，不加着色料即成白醋。

【性味功能】 味酸、甘，性温。有散瘀消积，止血，安蛔，解毒的功能。

【主治用法】 主治产后血晕，症瘕积聚，吐血，衄血，便血，虫积腹痛，鱼肉菜毒，痈肿疮毒。内服：煎汤，10～30毫升；或浸渍；或拌制。外用：适量，含漱；或调药敷；或熏蒸；或浸洗。

【应 用】

1.产后血晕：用铁器烧红，更迭淬醋中，就病人之鼻以熏之。

2.一切积聚，不拘远年近日皆治之：京三棱120克（醋煮，切片，晒干），川芎60克（醋煮微软，切片），大黄15克（醋湿纸裹，火煨过）。上三味，同为末，水煮和为丸，如桐子大。每服30丸，温水送下，不拘时候。病甚者一月效，轻者半月效。

3.瘕癥：鳖甲、诃子皮、干姜各等分。为末，醋糊丸，梧子大，每30丸，空心白汤下。

4.过食鱼腥、生冷水菜果实成积者：生姜捣烂，和米醋调食之。

5.治鼻血出不止：酢和胡粉半枣许服。

6.疝气冲痛：青皮、小茴香各15克，以米醋一碗煮干，加水二碗，煎八分，温和服。

7.治霍乱转筋入腹：酢煮青布揾之，冷复易之。

8.痈疽初起：生附子，以米醋磨稠汁，围四畔，1日上10余次。

9.诸肿毒：醋调大黄末涂。

10乳痈坚：以罐盛醋，烧石令热蚋中，沸止，更烧如前，少热，纳乳滇之，冷更烧石纳渍。

【注意】 脾胃湿重，痿痹、筋脉挛者慎服。

§ 酒

【基　源】　本品为高梁、大麦、米、甘薯、玉米、葡萄等为原料酿制而成的饮料。

【性味功能】　味甘苦辛，温，有毒。有通血脉，御寒气，行药势的功能。

【主治用法】　主治风寒痹痛，筋脉挛急，胸痹，心腹冷痛。内服：温饮、和药同煎或浸药。外用：淋洗、漱口或摩擦。

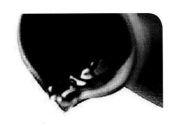

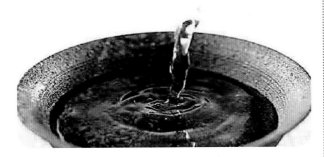

【应　用】

1. 胸痹之病，喘息咳唾，胸背痛，短气，寸口脉沉而迟，关上小紧数：栝楼实一枚（捣），薤白0.5升，白酒7升。上三味同煮取2升，分温再服。

2. 冷气心痛：烧酒入飞盐饮。

3. 阴毒腹痛：烧酒温饮。

4. 霍乱转筋而肢冷者：烧酒摩**揭**患处。

5. 寒湿泄泻，小便清者：头烧酒饮之。

6. 寒痰咳嗽：烧酒120克，猪脂、蜜、香油、茶末各四两。同浸酒内，煮成一处。每日挑食，以茶下之。

7. 风虫牙痛：烧酒浸花椒，频频漱之。

8. 耳聋：酒3升，碎牡荆子2升。浸7日，去滓，任性服尽。

9. 耳中有辕，如枣棱大，痛不可动者：以火酒滴入，仰之半时。

【注意】　阴虚、失血及湿热甚者忌服。

§ 米皮糠

【基　源】　本品为禾本科植物稻的种皮。

【原植物】　别名：米糠、谷白皮、杵头糠。同稻。

【生境分布】　全国各地均产。

【性状鉴别】　呈破块状，大小不一，完整者呈长椭圆形或披针形，长5～9毫米，宽1～2毫米。表面黄色灰黄色，具纵向细棱数条；内面色较淡，光滑，顶端狭，有小的突起；基部有突起的点状种脐。偶夹有白色半透明的种仁和未破的谷粒。质稍硬。气微，味淡。

【性味功能】　味甘、辛，性温。有开胃，下气的功能。

【主治用法】　用于噎膈，反胃，脚气。内服：煎汤，9～30克；或入丸、散。

【现代研究】

1. 化学成分　含油，油中谷维醇，甘油三酯、甘油二酯、甘油一酯等多种甘油酯及游离脂肪酸，还含有一种抗肿瘤物质，另含糠甙，系糠甙元的葡萄糖甙。

2. 药理作用　所含谷维醇能作用于下视丘、大脑边缘系统，可改善植物神经的功能障碍。能促进大鼠生长，增加肝脏中糖元的含量。有抗癌作用。

【应　用】

1. 膈气，咽喉噎塞，饮食不下：碓嘴上细糠，蜜丸如弹子大，不计时候，含1丸，细细咽津。

2. 咽喉妨碍如有物，吞吐不下：杵头糠、人参、炒石莲肉各5克，水煎服，每日3次。

3. 脚气常发：谷白皮五升（切勿取斑者，有毒）。以水一斗，煮取七升，去滓，煮米粥常食之，即不发。

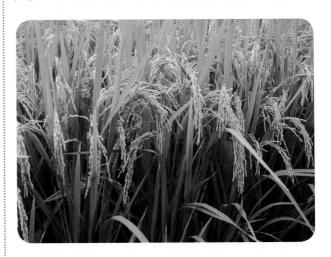

℥ 韭菜（韭菜子）

【基　源】　韭菜子为百合科植物韭菜的干燥种子。

【原植物】　多年生草本。鳞茎簇生，黄褐色。叶基生线形，扁平，全缘平滑。花茎圆柱状，下部有叶鞘；顶生伞形花序半球形或近球形；花柄基部有小苞片；花白色或微带红色；花被片6，狭卵形至长圆状披针形。蒴果，果瓣倒心形。花、果期7～9月。

【生境分布】　全国各地均有栽培。

【采收加工】　秋季果实成熟时采收果序，晒干，搓出种子。

【性状鉴别】　本品种子半圆形或卵圆形，略扁，长3～4毫米，宽约2毫米。表面黑色，一面凸起，粗糙，有细密的网状皱纹，另一面微凹，皱纹不甚明显，基部稍尖，有点状突起的种脐。质硬。气特异，味微辛。

【炮　制】

韭菜子：除去杂质，晒干。

盐韭菜子：取净韭菜子，照盐水炙法炒干。

【性味功能】　味辛、甘，性温。有温补肝肾，暖腰膝，壮阳固精的功能。

【主治用法】　用于阳萎遗精，腰膝酸痛，遗尿，尿频，冷痛，白带过多，淋浊等。及用于食管癌、胰腺癌。温补肝肾，壮阳固精。用量3～9克，水煎服。

【现代研究】

1. 化学成分　本品含有含硫化物、甙类、维生素C等成分。

2. 药理作用　本品具有温肾助阳作用。

【应　用】

1. 阳痿：韭菜子、破骨脂各30克，研末，水冲服。

2. 妇人带下，男子肾虚冷，梦遗：韭菜子，醋煮，焙干，研末。

3. 胸痹，心中急痛如锥刺，不行俯仰：生韭菜，捣汁服。

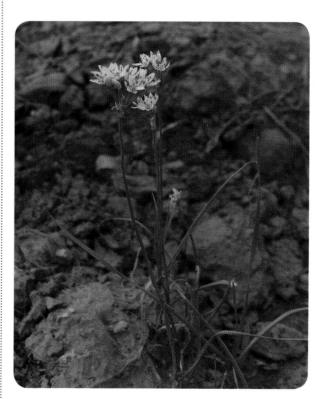

℥ 葱（葱白）

【基　源】　葱白为百合科植物葱的鳞茎。

【原植物】　多年生草本，具强烈辛辣味，折断有黏液。须根丛生，白色。鳞茎卵状长圆柱形，先端稍肥大，肉质鳞叶白色。叶基生，管状，先端尖，叶鞘淡绿色。单一花茎从叶丛中抽出，圆柱形，中空；总苞膜质，白色；伞形花序球形；花被钟状，白色。蒴果三棱形，背裂。种子黑色。花期6～9月，果期7～10月。

【生境分布】 全国各地广为栽培。

【采收加工】 全年可采，剥去外膜，去须根及叶。

【性状鉴别】 种子三角状扁卵形，一面微凹，另面隆起，有棱线1～2条，长3～4毫米，宽2～3毫米。表面黑色，多光滑或偶有疏皱纹，凹面平滑。基部有两个突起，较短的突起先端灰棕色或灰白色，为种脐，较长的突起先端为珠孔。纵切面可见种皮菲薄，胚乳灰白色，胚白色，弯曲，子叶1枚。体轻，质坚硬。气特异嚼之有葱味。以粒饱满，色黑，无杂质者为佳。

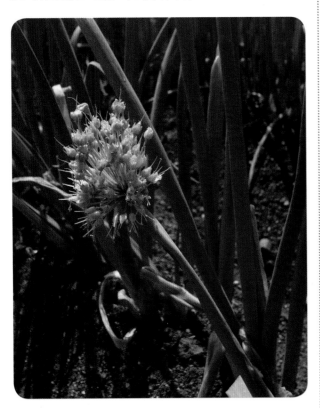

【炮　　制】 摘取其鳞茎，净制。

【性味功能】 味辛、温。有发汗解表，通阳，利阳的功能。

【主治用法】 用于感冒头痛，鼻塞；外用于小便不利，痈疖肿痛。用量3～9克；外用适量，捣烂敷脐部或患处。

【现代研究】

1. 化学成分　本品含烯丙基硫醚、维生素A、维C及钙类。

2. 药理作用　本品会刺激胃液的分泌，且有助于食欲的增进，同时具有恢复疲劳的作用；葱中含有相当量的维生素C，有舒张小血管，促进血液循环的作用，有助于防止血压升高所致的头晕，使大脑保持灵活和预防老年痴呆的作用；葱还有降血脂、降血压、降血糖的作用。

【应　　用】

1. 风寒感冒：葱白50克，淡豆豉9克，水煎服。

2. 痈疮肿毒：葱白适量，捣烂，以醋拌之，炒热敷患处。

3. 蜂窝组织炎：痈疖肿痛未破：葱白、蜂蜜、蒲公英各等量，共捣烂成糊状，敷患处。

4. 跌打损伤肿痛：葱白切细，炒熟，拌入适量松香，捣烂如膏，热敷患处。

5　天蓝韭

【基　　源】 本品为百合科植物天蓝韭的全草。

【原植物】 别名：蓝花葱、野葱、白狼葱草本，具根状茎。鳞茎狭柱形，簇生，黑褐色，老时纤维质近网状。花茎纤细，圆柱形。叶基生，狭条形。总苞半侧开裂，比花序短，宿存；伞形花序半球形，多花，无苞片；花被钟状，天蓝色或紫蓝色；花被片6，内轮的卵状矩圆形，钝头，外轮的椭圆状矩圆形，有时顶端微凹；花丝伸出花被，基部合生并与花被贴生；子房球形；花柱伸出花被，花、果期8～10月。

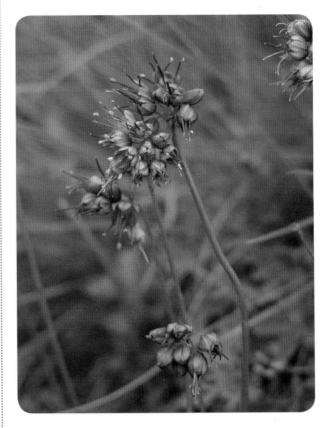

【生境分布】　生于山坡、草地。分布于河北、山西、陕西、甘肃、青海、西藏、河南、湖北、四川、西藏等地。

【采收加工】　夏秋季采收全草，干燥。

【性状鉴别】　鳞茎短圆柱状密生，外包褐色纤维状残存之叶鞘。叶基生，狭线形，较花茎短，上面具沟纹。花茎直立，圆柱状，高15～25厘米。花序伞形，花多数伞形花序半球；总苞透明膜质，有纹5条；花被钟状，天蓝色，花被裂片狭卵圆形，长4～5毫米；雄蕊较花被裂片长，外轮花丝齿形，内轮花丝基部扩展，呈卵形，有时两边各具一齿；子房近球形，基部以上具3个小囊。

【炮　　制】　秋季采取全草，干燥，净制。

【性味功能】　味辛，性温。有发散风寒，通阳，宽胸，健胃的功能。

【主治用法】　用于风寒外感，阴寒腹痛，肢冷脉微，跌打损伤。用量15～30克。

⑤ 太白韭

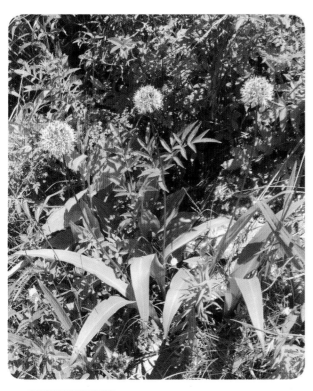

【基　　源】　本品为百合科植物太白韭的全草。

【原植物】　别名：野葱草本，具根状茎。鳞茎柱状圆锥形，单生或数枚聚生，黑褐色，网状纤维质。叶基生，2枚对生，条状披针形或椭圆状披针形，先端渐尖，基部渐狭成不明显的叶柄。多花，花葶圆柱形。小花梗为花被的2～4倍长，无苞片；花紫红色至淡红色，稀白色；花被片6，顶端微凹或钝头，内轮的矩圆形披针形，外轮的矩圆形；花丝伸出花被，基部合生并与花被生；子房具短柄，1胚珠。

【生境分布】　生于海拔2000～4700米阴湿山坡。分布于河南、陕西、甘肃、四川、云南、西藏等地。

【采收加工】　夏秋季采收全草，干燥。

【性状鉴别】　鳞茎单生或2～3枚聚生，近圆柱状；鳞茎外皮灰褐色至黑褐色，破裂成纤维状，呈明显的网状。叶2枚，紧靠或近对生状，很少为3枚，常为条形、条状披针形、椭圆状披针形或椭圆状倒披针形，罕为狭椭圆形，短于或近等于花茎，宽0.5～4(～7)厘米，先端渐尖，基部逐渐收狭成不明显的叶柄。

【性味功能】　味辛，性温。有发汗，散寒，消肿的功能。

【主治用法】　用于风寒外感，头痛发烧，腹部冷痛，消化不良，接骨。用量15～30克。

【应　　用】

骨折：鲜野葱，加蜂蜜捣烂外敷患处，能接骨。

⑤ 薤（薤白）

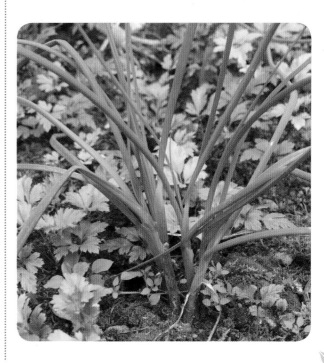

【基　源】　本品为百合科植物薤白鳞茎。

【原植物】　别名：薤、薤白头、荞头、野葱。多年生草本。鳞茎长狭卵形或卵形，数个聚生，外被淡紫红色或白色膜质鳞被，有多数须根。叶基生，直立，圆柱状，暗绿色，先端渐尖。花茎从基生叶丛中侧生，单一，圆柱形；顶生伞形花序，半球形，松散，有多数花，具苞片；花淡紫色或蓝紫色。蒴果倒卵形，先端凹入。花期7～8月，果期8～9月。

【生境分布】　生于山地较阴处。分布于河南、安徽、江苏、浙江、福建、江西、湖南、湖北、四川、贵州、云南等省。

【采收加工】　春、夏季采挖鳞茎，洗净泥土，蒸透或烫透，晒干。

【性状鉴别】　本品为盘状短缩茎，叶着生其上。叶片丛生，基叶数片，长50厘米左右，细长，中空，横断面呈三角形，有3～5棱，不明显。叶色浓绿色，稍带蜡粉。膨大的鳞茎为短纺锤形，长3～4厘米，横径1～2厘米，着生于短缩茎上，白色或稍带紫色。

【炮　制】　洗净，鲜用或晒干。

【性味功能】　味辛、苦，性温。有通阳散结，行气的功能。

【主治用法】　用于胸胁刺痛，泻痢后重等。用量6～9克。

【现代研究】

1. 化学成分　暂无。

2. 药理作用　本品具有抗炎作用和对心血管保护作用，临床组方可用治冠心病、心绞痛、胃神经官能症、肠胃炎、久痢冷泻等。

【应　用】

1. 原发性高脂血症：薤白9克。水煎服。

2. 冠心病心绞痛：薤白、瓜蒌、丹参、红花、赤芍、川芎、降香。水煎服。

3. 快速性心律失常，心肌炎：薤白、瓜蒌、牡蛎、生龙骨、川芎、当归。水煎服。

4. 支气管哮喘发作、哮喘，胸胁刺痛：薤白9克。水煎服。

5. 泻痢后重：薤白、黄柏各6克。水煎服。

占 大蒜

【基　源】　本品为百合科植物大蒜的鳞茎。

【原植物】　多年生草本，有强烈蒜臭味。鳞茎球形或扁球形，由多个肉质瓣状小鳞茎组成，鳞茎外包白色至淡紫色干膜质鳞被。叶基生，条状披针形，扁平，顶端渐尖，基部鞘状。花茎直立，圆柱形，实心；总苞有喙。伞形花序顶生；花小，多数；苞片膜质；花被6，淡红色；雄蕊6；子房上位3。蒴果。种子黑色。花期5～7月。果期9～10月。

【生境分布】　全国各地广泛栽培。

【采收加工】　春、夏季采收鳞茎，扎把，挂通风处使外皮干燥。

【性状鉴别】　本品鳞茎类球形　直径3～6厘米，由6～10个小鳞茎着生在扁平木质鳞茎盘上抱合而生，外包1～3层白色或淡紫色膜质鳞叶，中央有干缩的花茎残基。小鳞茎瓣长卵圆形，顶端略尖，背面略隆起，外被膜质鳞叶，内为白色肥厚的肉质鳞叶。气特异，味辛辣。

【炮　制】　除去泥土及须根、阴干备用。

【性味功能】　味辛，性温。有健胃，止痢，止咳，抗菌消炎，驱虫，行气，解毒的功能。

【主治用法】　用于痢疾，肠炎，阑尾炎，肺结核，疮痈肿痛，滴虫性阴道炎，霉菌感染，疟疾，饮食积滞，百日咳等。用量9～15克，

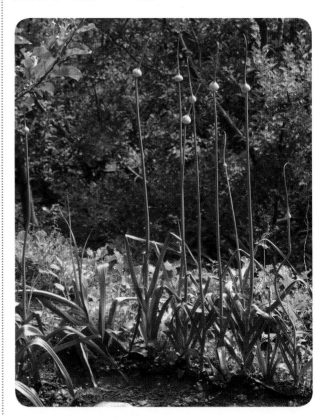

【现代研究】

1. 化学成分 本品含有挥发性成分，包括二烯丙基三硫醚俗称大蒜素，二烯丙基硫醚，甲基烯丙基二硫醚，二烯丙基二硫醚等；硫代亚磺酸酯类成分：烯丙基硫代亚磺酸-1-丙烯酯，1-丙烯基硫代亚磺酸烯丙酯等； S-烷（烯）-L-半胱氨酸衍生物：蒜氨酸，S-甲基生半胱氨酸亚砜，环蒜氨酸；γ-L-谷氨酸多肽成分： γ-L-谷酰-L-半胱氨酸等；甙类：葫蒜素 A1、A2、A3、B1、B2 及 B3，槲皮素及山奈酚糖甙等；尚含多糖、脂类和酶等成分。

2. 药理作用 本品具有对肝脏的保护作用，有降血糖、抗感染、抗病毒、抗菌、抗原虫作用作用，并有抑精、降血压、抗动脉粥样硬化，抗血小板聚集、抗肿瘤、兴奋子宫作用，尚可增强免疫功能。

【应 用】

1. 心腹冷痛：大蒜、醋浸二、三月，饭时食。

2. 水肿：鲜大蒜二个，鲫鱼一条，水煎服。

3. 急性菌痢、肠炎：大蒜 2 个，大米 100 克，煮粥。

4. 鼻衄：大蒜，适量捣烂敷健侧脚心。

9 石蒜

【基 源】 本品为石蒜科植物石蒜的鳞茎。

【原植物】 别名：红花石蒜、独蒜。多年生草本。鳞茎肥厚，椭圆形至近球形，外被紫褐色膜质鳞茎皮，内有10～20层色肉质鳞片。基生叶花后生出，条形或带形，肉质，先端钝，全缘，上面青绿色，下面粉绿色。花茎单生，伞形花序顶生，具花4～6朵；总苞片2，干膜质，花两性，鲜红色或具白色边缘；花数6，花被筒极短，喉部有鳞片，边缘皱缩，向外反卷。蒴果背裂，种子多数。花期9～10月。果期10～11月。

【生境分布】 生于阴湿山坡、河岸草丛。分布于全国大部分省区。

【采收加工】 秋后采挖鳞茎，洗净，鲜用或晒干。

【性状鉴别】 本品鳞茎呈广椭圆形或类球形，长4～5厘米，直径2.5～4厘米，顶端残留叶基，长约3厘米，基部生多数白色须根。表面有2～3层暗棕色干枯膜质鳞片包被，内有10～20层白色富粘性的肉质鳞片，生于短缩的鳞茎盘上，中央有黄白色的芽。气特异而微带刺激性，味极苦。

【性味功能】 味辛，性平，有小毒。有消肿，解毒，催吐，杀虫，祛痰，利尿的功能。

【主治用法】 用于咽喉肿痛，痈肿疮毒，水肿，小便不利，咳嗽痰喘，食物中毒，淋巴结核，风湿关节痛等症。用量1.5～3克，外用适量，敷患处。

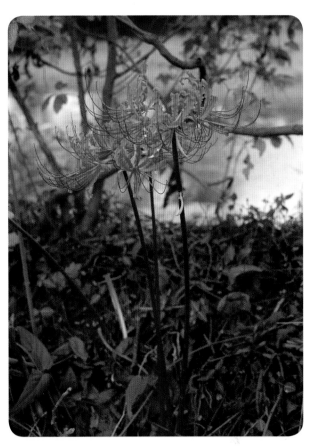

【现代研究】

1. 化学成分 本品含有果糖，葡萄糖，伪石蒜碱，去甲雨石蒜碱，去甲高石蒜碱，石蒜碱，高石蒜碱，雨石蒜碱，石蒜伦碱，多花水仙碱，石蒜胺，又含对-羟基苯乙酸，雪花莲胺碱，小星蒜，条纹碱，石蒜西定醇，石蒜西定等成分。

2. 药理作用 本品具有镇痛、降压、兴奋子宫和肠管平滑肌作用，并有对抗过敏性休克作用，且能降低血糖、抗癌、抗病毒和镇静。

【应 用】

1. 胸膜炎：石蒜、蓖麻仁各适量，捣烂，外敷患处。

2. 痈疽疮疖：石蒜50克，酒糟18克，捣烂外敷。

3. 风湿性关节炎：石蒜、生姜、葱各适量，共捣烂，外敷患处。

油菜子（芸苔子）

【基　源】　芸苔子为十字花科植物油菜的成熟种子。

【原植物】　二年生草本。基生叶及茎下部叶有柄，大头羽状分裂，顶端裂片最大，近长圆形或宽椭圆形，侧裂片1～3对，边缘具不整齐疏齿；茎中部叶及上部叶宽椭圆形或长倒卵形，顶端短尖，基部耳状抱茎，边缘具疏齿。总状花序顶生和侧生；萼片4，绿色，内轮2枚基部稍呈囊状；花瓣4，鲜黄色，宽倒卵形，基部具爪，瓣片具明显脉纹。长角果圆柱形，顶端具长喙。种子近球形，细小，多数，红褐色或黑褐色。花期3～5月，果期4～6月。

【生境分布】　全国各地均有栽培。

【采收加工】　6～7月种子成熟时采收，晒干。

【性味功能】　味辛、性温。有行血，破气、消肿，散结的功能。

【主治用法】　用于产后瘀血阻滞腹痛；外用治丹毒、疮肿及乳痈等症。用量5～10克，外用适量，研末调敷。

【应　用】

1. 产后血晕：芸苔子、生地黄各3克，研末水冲服。

2. 产后恶露不下，血结冲心刺痛，并治产后心腹诸疾：芸苔子（炒）、当归、桂心、赤芍等份为末。每酒服6克。

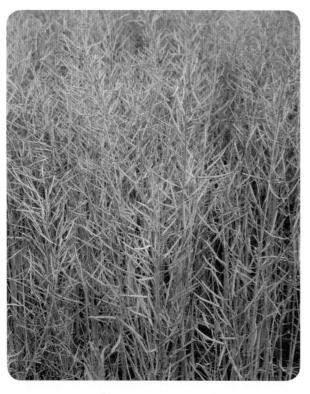

菘菜

【基　源】　本品为十字花科植物青菜的叶。

【原植物】　别名：白菜、夏菘、青菜。一年生或二年生草本，高25～70厘米。植株光滑，无毛，带粉霜。茎直立，有分枝。基生叶倒卵形，长20～30厘米，坚实，深绿色，有光泽，基部渐狭成宽柄，肉质肥厚，白色或淡绿色；茎生叶长卵圆形或宽披针形，长8～15厘米，宽3～8厘米，基部圆耳状抱茎，宽展，全缘，微带粉霜。总状花序顶生，成圆锥状，花后花序轴渐延长；萼片4，淡绿色，基部呈伞状；花瓣4，淡黄色，基部呈伞状；花瓣4，淡黄色，瓣片椭圆形或近圆形，长8～10毫米，基部具短爪；雄蕊6，长2短，长雄蕊长6～6.5毫米，短雄蕊长4～4.5毫米，花丝线形；雌蕊1，子房圆柱形，花柱细，柱头膨大，头状。长角果圆柱形，长2～6厘米，喙细，稀薄8～12毫米，果瓣中肋明显，并呆见网纹。种子球形，紫褐色或黄褐色，直径1～1.5毫米。花期4～5月，果期5～6月。

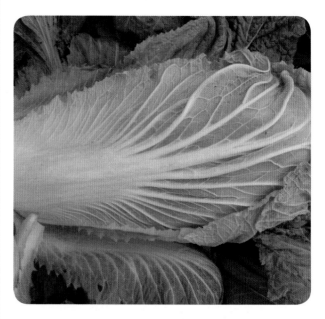

【生境分布】　喜生长在土壤肥沃疏松，排水良好的向阳地。中国原产。现全国各地普遍栽培，供蔬菜用。

【性味功能】　味甘，性凉，无毒。有解热除烦，通利肠胃的功能。

【主治用法】　主治肺热咳嗽，便秘，丹毒，漆疮。内服：煮食或捣汁。外用：捣敷。

【应　用】

1. 小儿赤游，行于上下，至心即死：杵菘菜敷之。

2. 发背：地菘汁 500 毫升，日再服。

3. 漆毒生疮：白菘菜捣烂涂之。

【注意】 脾胃虚寒，大便溏薄者慎服。

⑨ 芥（芥子）

【基　源】 芥子为十字花科植物芥的种子。

【原植物】 基生叶，宽卵形至倒卵形，边缘有缺刻或牙齿，下部茎生叶较小，不抱茎；上部茎生叶窄披针形，边缘具不明显疏齿或全缘。总状花序顶生；花瓣黄色，具长爪。长角果线形，果瓣具 1 突出的中脉，喙长 6 ～ 12 毫米；果梗长 5 ～ 15 毫米；种子圆球形，紫褐色。花期 4 ～ 6 月。果期 5 ～ 7 月。

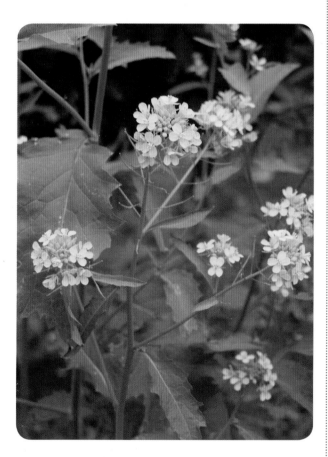

【生境分布】 原产亚洲。我国南北其他省区均有栽培。

【采收加工】 于 6 ～ 7 月果实成熟变黄时，收取种子，晒干。

【性状鉴别】 种子类圆球形，直径 1 ～ 1.6 毫米，种皮深黄色至棕黄色，少数呈红棕色。用放大镜观察，种子表面现微细网状纹理，种脐明显，呈点状。浸水中膨胀，

除去种皮，可见子叶两片，沿主脉处相重对折，胚根位于 2 对折子叶之间。干燥品无臭，味初似油样，后辛辣。粉碎湿润后，发生特殊辛烈臭气。以子粒饱满、大小均匀、黄色或红棕色者为佳。

【炮　制】 鲜用或晒干。

【性味功能】 味辛，性热。有小毒，有利气豁痰，散寒，消肿止痛功能。

【主治用法】 用于支气管哮喘，慢性支气管炎，胸胁胀满，寒性脓肿；外用于神经性疼痛，扭伤，挫伤。用量 3 ～ 9 克；外用适量，研粉，醋调敷患处。

【现代研究】

1. 化学成分　种子含黑芥子甙、芥子酶、芥子酸、芥子碱、脂肪油、蛋白质、粘液质。酶解后所得挥发油名芥子油，含有异硫氰酸的甲酯、异丙酯、烯丙酯、丁酯、仲丁酯、丁烯 -3- 酯、戊烯 -4- 酯、苯酯、苄酯、苯乙酯和 3- 甲硫基丙酯。脂肪油是多种脂肪酸的甘油酯，其脂肪酸为芥酸、廿碳烯 -11- 酸、油酸、亚油酸、亚麻酸、棕榈酸、花生酸、硬脂酸、山嵛酸。

2. 药理作用　本品有提神醒脑、解除疲劳的作用；能抗感染和预防疾病的发生，抑制细菌毒素的毒性，促进伤口愈合，可用来辅助治疗感染性疾病。

【应　用】

1. 慢性气管炎，肺气肿，渗出性胸膜炎：芥子、紫苏子、萝卜子各 3 克，微炒，研碎，水煎服。

2. 胸腔积液：芥子、大戟、甘遂等分，研末，制胶囊，大枣煎汤送服。

3. 风湿关节痛：芥子。研末醋调外敷。

4. 跌打损伤疼痛：芥子、龙胆叶，共捣烂调黄糖外敷。

⑨ 白芥（芥子）

【基　源】 芥子为十字花科植物白芥的成熟种子。

【原植物】 一或二年生草本，高达 1 米。茎较粗壮，全体被稀疏粗毛。叶互生，茎基部的叶具长柄，叶片宽大，倒卵形，长 10 ～ 15 厘米，最宽处达 5 厘米以上，琴状深裂或近全裂，裂片 5 ～ 7，先端大，向下渐小，茎上部的叶具短柄，叶片较小，裂片较细，近花序之叶常小裂。总状花序顶生，花黄色，小花梗长 1 厘米左右；萼片 4，

401

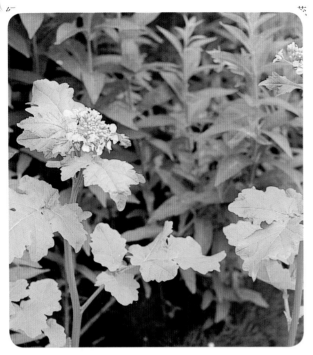

【生境分布】 栽培于园圃中。我国部分地区有栽培。

【采收加工】 7～8月待果实大部分变黄时，割下全株晒干，打下种子，簸除杂质。

【性状鉴别】 种子呈圆球形，较黄芥子为大。表面类白色至淡黄色，光滑。在扩大镜下观察，可见细微的网纹及一暗色小点状的种脐。种皮脆薄易压碎，剥去后有薄膜状的胚乳粘着于种皮内表面。胚黄白色，袖质，二子叶相叠，并于中脉处折起呈马鞍状，胚根亦折转而藏于其间。气无，味先觉油样而后微酸，继感辛辣。

【炮制】 炒白芥子：原药簸尽杂质，炒至深黄色，微有香气即得。

【性味功能】 味辛，性热，有小毒。有利气豁痰，散寒，消肿止痛功能。

【主治用法】 用于支气管哮喘，慢性支气管炎，胸胁胀满，寒性脓肿；外用治神经性疼痛，扭伤，挫伤。用量3～9克；外用适量，研粉，醋调敷患处。

【现代研究】

1. 化学成分 种子含芥子碱和脂肪油30%，油中含大量的芥酸及亚油酸，亚麻酸，还含菜子甾醇和22-去氢菜油甾醇。另含莱菔素。

2. 药理作用 本品有抗菌作用，其所含的异硫氰酸苄酯具有广谱抗菌作用。芥子油的主要成分异硫氰酸烯丙酯具刺鼻辛辣味及刺激作用。

【应用】 膝部肿痛：芥子100克，研末，黄酒调成糊状，包敷患处。

6 萝卜（莱菔子）

【基源】 莱菔子为十字花科植物莱菔的干燥成熟种子。

【原植物】 一年生或二年生草本。根肉质。基生叶丛生；茎生叶大头状羽裂，长椭圆形至披针形，边缘有锯齿或缺刻。总状花序顶生，呈圆锥状，紫红色或白色；花瓣4，具爪，有显著脉纹。长角果圆柱形，种子间缢缩，成熟时果瓣肥厚而呈海绵状，顶端具细长尖喙。种子近圆形，稍扁，红褐色或灰褐色。花期4～5月，果期5～6月。

【生境分布】 全国各地普遍栽培。

【采收加工】 6～7月种子成熟时割取地上部分，搓出种子，晒干。

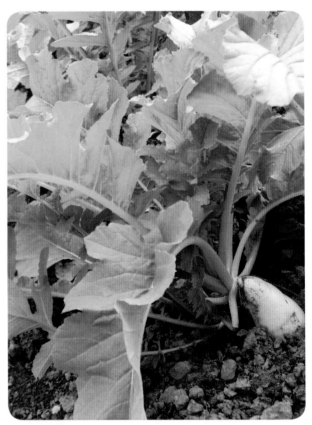

【性状鉴别】 肉质，长圆形、球形或圆锥形。

【性味功能】 味辛、甘，性平。有下气，祛痰，消食化积的功能。

【主治用法】 用于咳嗽痰喘，食积气滞，胸闷腹

402

胀，下痢后重等症。用量 5～10 克。

【现代研究】

1. 化学成分 本品含多种微量元素，钾、镁等矿物质等。

2. 药理作用 本品能增强机体免疫力，并能抑制癌细胞的生长，预防癌，抗癌，还可促进消化，降血压，软化血管、稳定血压，预防冠心病、动脉硬化、胆结石等疾病。

【应　用】

1. 食积泄泻，腹胀嗳气：莱菔子、炒山楂各 9 克。水煎服。或研末吞服。

2. 久咳痰喘，咳嗽气急多痰：莱菔子、葶苈子各 3 克，苏子 9 克。水煎服。

3. 痢疾，腹泻：莱菔子 9 克。水煎服。

4. 浮肿面黄，腹胀尿少：莱菔子、茯苓各 12 克，炒白术 9 克，陈皮 3 克。水煎服。

☙ 姜（干姜，生姜）

【基　源】 干姜为姜科植物姜的干燥根茎；生姜为姜的新鲜根茎。

【原植物】 多年生草本。根茎肉质，肥厚，有分歧，芳香辛辣。叶二列，叶鞘抱茎，叶舌膜质，披针形，花葶自根茎抽出；穗状花序椭圆形；苞片淡绿色，药冠黄绿色，3 裂片，有紫色条纹和淡黄色斑点，花期 7～9 月。

【生境分布】 我国大部分地区有栽培。

【采收加工】 干姜冬至霜降前采挖根茎，干燥为干姜。生姜：埋于沙土中鲜用生姜。

【性状鉴别】 呈不规则块状，略扁，具指状分枝，长 3～7 厘米，厚 1～2 厘米，表面灰棕色或浅黄棕色，粗糙，具纵皱纹及明显的环节。分枝处常有鳞叶残存，分枝顶端有茎痕或芽痕。质坚实，断面灰黄色或灰白色，显粉性和颗粒性，有一明显圆环（内皮层），有筋脉点（维管束）散在，可见黄色油点。香气特异，味辛辣。

【炮　制】 净制 除去杂质。

【性味功能】 干姜：味辛，性热。有温中散寒，回阳通脉，燥湿的功能。

生姜：味辛，性微温。有发汗解表，温中止呕，解毒的功能。

【主治用法】 干姜用于脘腹冷痛，肢冷脉微，痰饮喘咳。生姜用于风寒感冒，咳嗽，胃寒呕吐。用量 3～9 克。

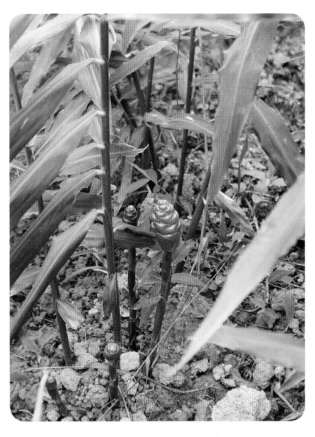

【现代研究】

1. 化学成分 本品含有三十一烷醇、正二十四烷酸、谷甾醇、6- 姜酚、6- 姜烯酚、1- 去氢姜辣二酮、3，5- 二酮 -1，7- 二 -(3- 甲氧基 -4- 羟基）苯基庚烷、(3S,5S）-3，5- 二羟基 -1-(4- 羟基 -3- 甲氧基苯基）癸烷。

2. 药理作用 本品具有提高消化酶活性、保护胃黏膜细胞、抑制血小板凝聚、降血脂、抗肿瘤、抗运动病、消除自由基、抗氧化、防腐抑菌等多方面生物活性。

【应　用】

1. 慢性胃炎、慢性结肠炎、消化不良：干姜 9 克，党参、白术各 12 克，炙甘草 6 克，水煎服。

2. 慢性气管炎：干姜 3 克，茯苓 15 克，桂枝 4.5 克，五味子 9 克，细辛 1.5 克。水煎服。

3. 风寒感冒：生姜 6 克，加红糖。水煎服。

☙ 茼蒿

【基　源】 为菊科植物蒿子杆和南茼蒿的茎叶。冬、春及夏初均可采收。

【原植物】 别名：同蒿、蓬蒿、同篙菜、蓬蒿菜、蒿菜、菊花菜、茼蒿菜。

1. 蒿子杆，一年生草本，高30～70厘米。茎直立，光滑无毛或几光滑无毛，通常自中上部分枝。基生叶花期枯萎，中下部茎叶倒卵形至长椭圆形，长8～10厘米，二回羽状深裂，一回深裂几全裂，侧裂片3～8对，二回为深裂或浅裂，裂片披针形、斜三角形或线形，宽1～4毫米。头状花序通常2～8个生茎枝顶端，有长花梗，但不形成明显的伞房花序，或头状花序单生茎顶；总苞直径1.5～2.5厘米；总苞片4层，内层长约1毫米；舌片长15～25毫米。舌状花的瘦果有3条宽翅肋，特别是腹面的1条翅肋延于瘦果先端并超出花冠基部，伸长成喙状或芒尖状，间肋不明显，或背面的尖肋稍明显；管状花的瘦果两侧压扁，有2条突起的肋，余肋稍明显。花果期6～8月。

2. 南茼蒿，本种与蒿子杆的区别是：叶边缘有不规则大锯齿或羽状分裂。舌状花瘦果有2条明显突起的椭圆形侧肋。

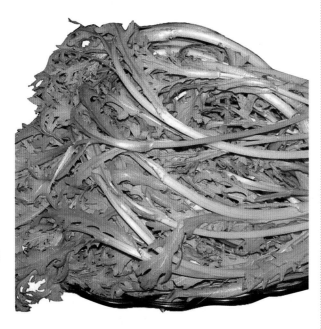

【生境分布】 农田栽培作蔬菜食用。吉林省有野生；我国南方各地普遍栽培作蔬菜食用。

【性味功能】 味辛、甘，性凉。有和脾胃，消痰饮，安心神的功能。

【主治用法】 主治脾胃不和，二便不通，咳嗽痰多，烦热不安。内服：煎汤，鲜品60～90克。

【应　　用】

1. 热毒上攻所致的咽喉肿痛：可与蒲公英15克，紫花地丁15克，连翘10克配伍煎汤内服。

2. 风火相煽所致的目赤肿痛：可与金银花15克，密蒙花9克，夏枯草6克等配伍煎汤内服或外用薰眼。

3. 湿疹、皮肤瘙痒：可适量煎汤外洗。

4. 高血压头痛、眩晕、失眠及动脉硬化、冠心病：可与桑叶12克，山楂10～20克，金银花15克，用沸滚开水冲泡10～15分钟，代茶饮。

【注意】 泄泻者禁用。

9 芫荽（芫荽子）

【基　　源】 芫荽子为伞形科植物芫荽的干燥成熟果实。

【原 植 物】 别名：香菜一年生草本，株高30～80厘米，具香气。基生叶和下部茎生叶具长柄，1～2回羽状全裂，小叶卵形，基部楔形，羽状缺刻或牙齿状。中部及上部茎生叶柄鞘状，边缘宽膜质，2～3回羽状全裂，最终裂片线形，全缘，先端钝。复伞形花序具长柄。小伞形花序具花10～20朵；花瓣倒卵形，2深裂。双悬果球形，淡褐色。花、果期5～7月。

【生境分布】 我国各地均有栽培，主要分布于江苏、安徽、湖北等。

【采收加工】 秋季果实成熟时，采收果枝，晒干，打下果实，除净枝梗等杂质，晒干。

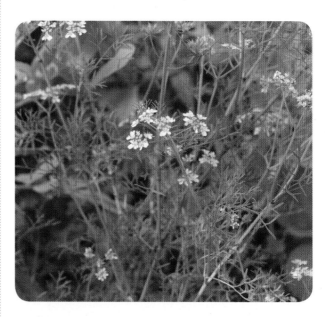

【性状鉴别】 多卷缩成团，茎、叶枯绿色，干燥茎直径约1毫米，叶多脱落或破碎，完整的叶一至二回羽

状分裂。根呈须状或长圆锥形，表面类白色。具浓烈的特殖香气，味淡微涩。

【炮　　制】　净制：取原药材，除净杂质，干燥。

【性味功能】　味辛，性温。有发表，透疹，开胃的功能。

【主治用法】　用于感冒鼻塞，痘疹透发不畅，饮食乏味，齿痛。用量5～10克。

【现代研究】

1. 化学成分　全草含维生以及正癸醛，壬醛和芳樟醇等。地上部分含芫荽异香豆精，二氢芫荽菜异香豆精，芫荽异香豆酮A、B等4个异香豆精类物质。此外，尚含有槲皮素-3-葡萄糖醛酸甙，异槲皮甙，芸香甙，维生素C和无机元素铝、锰、硅、钛等。

2. 药理作用　本品有促进外周血液循环的作用。芫荽子能增进胃肠腺体分泌和胆汁分泌。挥发油有抗真菌作用。

【应　　用】

1. 消化不良，食欲不振：芫荽子6克，陈皮、六曲各9克，生姜3片。水煎服。

2. 胸膈满闷：芫荽子3克。研末，开水吞服。

3. 麻疹不透：鲜芫荽60克。捣烂搓前胸及后背。

⑤ 胡萝卜

【基　　源】　本品为伞形科植物胡萝卜的根。

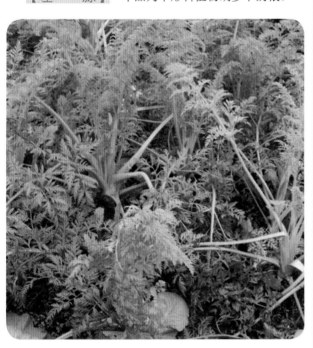

【原植物】　别名：黄萝卜、胡芦菔、红芦菔、丁香萝卜。一年生或二年生草本，多少被刺毛。根粗壮，肉质，红色或黄色。茎直立，高60～90厘米，多分枝。叶具长柄，为2～3回羽状复叶，裂片狭披针形或近线形；叶柄基部扩大。花小，白色或淡黄色，为复伞形花序，生于长枝的顶端；总苞片叶状，细深裂；小伞形花序多数，球形，其外缘的花有较大而相等的花瓣。果矩圆形，长约3毫米，多少背向压扁，沿脊棱上有刺。花期4月。

【生境分布】　全国各地均有栽培。

【采收加工】　冬季采挖根部，除去茎叶、须根，洗净。

【性味功能】　味甘辛，性平，无毒。有健脾和中，滋肝明目，化痰止咳，清热解毒的功能。

【主治用法】　主治脾虚食少，体虚乏力，脘腹痛，泄痢，视物昏花，咳喘，百日咳，咽喉肿痛，麻疹，疖肿，痔漏。内服：煎汤，30～120克，或生吃，或捣汁，或煮食；外用：适量，煮熟捣敷，或切片烧热敷。

【注意】　宜熟食，多食损肝难消，生食伤胃。

⑤ 水芹

【基　　源】　本品为伞形科植物水芹的全草。

【原植物】　别名：楚葵、野芹菜。多年生草本，无毛。茎基部匍匐，节上生须根，上部直立，中空，圆柱形，具纵棱。基生叶丛生；叶柄长7～15厘米，基部呈鞘状；叶片一至二回羽状分裂，最终裂片卵形或菱状披针形，边缘有不整齐尖齿或圆锯齿；茎叶相同而较小。复伞形花序顶生，和叶对生，由6～20小伞形花序组成；总梗长2～16厘米，无总苞，小总苞片2～8，线状。小花白色。双悬果椭圆形或近圆锥形，果棱显著隆起。花期夏季。

【生境分布】　生于低湿地方或水沟中。分布几遍全国，时有栽培。

【采收加工】　夏、秋采集，洗净，晒干备用或鲜用。

【性状鉴别】　多皱缩成团，茎细而弯曲。匍匐茎节处有须状根。叶皱缩，展平后，基生叶三角形或三角状卵形，一至二回羽状分裂，最终裂片卵形至菱状披针形，长2～5厘米，宽1～2厘米，边缘不整齐尖齿或圆锯齿，叶柄长7～15厘米，质脆易碎。气微香，味微辛、苦。

405

【炮　　制】　9～10月采割地上部分，洗净，鲜用或晒干。

【性味功能】　味甘、性平。有清热利湿，止血，降血压功能。

【主治用法】　用于感冒发热，呕吐腹泻，尿路感染，崩漏，白带，高血压。用量6～9克。鲜品可捣汁饮。

【现代研究】

1. 化学成分　本品翅叶中含缬氨酸，丙氨酸，异亮氨酸，β-谷甾醇等。细胞壁上含多糖，主要有葡萄糖、半乳糖、木糖、阿拉伯糖等。根中含香豆精、伞形花内酯、二十二烷酸、β-水芹烯、石竹烯、α-蒎烯、莳萝油脑、油酸、亚油酸等；全草含异鼠李素、樟烯、β-蒎烯、香芹烯、丁香油酚。

2. 药理作用　本品有保肝作用，抗心律失常，降血脂作用。

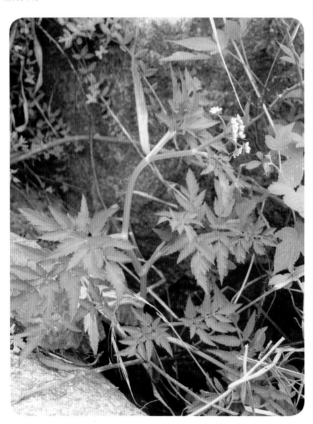

【应　　用】

1. 小儿发热，月余不凉：水芹、大麦芽、车前子，水煎服。

2. 小便不利：水芹9克，水煎服。

3. 疰腮：水芹捣烂，加茶油敷患处。

9　旱芹

【基　　源】　本品为伞形科植物旱芹的全草。

【原植物】　别名：药芹、香芹。一年或二年生草本。全株具浓烈香气。茎圆柱形，上部分枝，具纵棱和节。基生叶丛生，奇数羽状复叶，1～2回羽状全裂，常三浅裂或深裂，小裂片近菱形，边缘有圆锯齿或锯齿。茎生叶楔形，三全裂。复伞形花序多数，顶生或侧生，无总苞和小总苞片；伞幅7～16，花小，绿白色，萼齿不明显；花瓣5，白色，先端内卷。双悬果近圆形至椭圆形，分果具5条锐棱，每棱槽内有油管1条，合生面平坦，有油管2条，每分果有种子1粒。花期4月，果期6月。

【生境分布】　喜生于向阳的沙壤土中。我国各地普遍栽培。

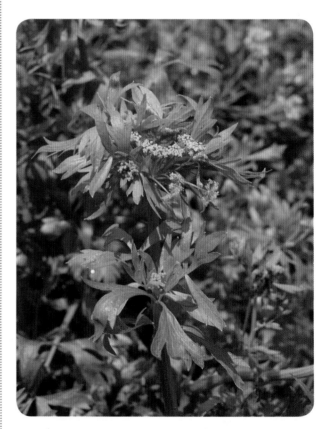

【采收加工】　春、夏、秋三季均可采挖。洗净鲜用。

【性状鉴别】　本品茎圆柱形，上部分枝，有纵棱及节。根出叶丛生，单数羽状复叶，倒卵形至矩圆形，具柄，小叶2～3对，基部小叶柄最长，愈向上愈短，小叶长、阔均约5厘米，3裂，裂片三角状圆形或五角状圆形，尖端有时再3裂，边缘有粗齿；茎生叶为全裂的3小叶，复伞形花序侧生或顶生，有强烈香气。

【炮　制】　洗净，多为鲜用。

【性味功能】　味甘、微辛，性凉。有降压利尿，凉血止血的功能。

【主治用法】　用于头晕脑胀，高血压病，小便热涩不利，尿血，崩中带下。用量30～60克。

【现代研究】

1. 化学成分　本品含芹菜甙、药芹二糖甙A、反式洋芫荽子底酸、佛手柑内酯、挥发油、有机酸、甘醇酸、胡萝卜素、维生素C、糖类等，挥发油中有 α-芹子烯以及丁基苯酞苯酞衍生物成分，又含有毒的多炔类化合物。

2. 药理作用　本品具有降压作用，镇静、安定、抗惊厥作用，并有抗贫血效力，抗菌作用和利尿作用。

【应　用】

1. 高血压：鲜旱芹适量，洗净榨汁。

2. 妇女月经不调，崩中带下，或小便出血：鲜旱芹50克，茜草6克，六月雪12克。水煎服。

§ 紫堇

【基　源】　本品为罂粟科植物紫堇的块根及全草。

【原植物】　一年生草本。基生叶有长柄；茎叶叶互生，柄较短；叶三角形，二至三回羽状全裂，一回裂片2～3对，二回裂片多三出，卵形，羽状不等分裂，顶端钝。花紫色，总状花序疏松，苞片卵形，萼片早落；花瓣上面一片有距，蒴果条形。种子扁球形，黑色，光亮，花期4～5月。果期5～6月。

【生境分布】　生于丘陵地、低山坡或草地。分布于长江中下游各省至陕西、河南、南达贵州等省。

【采收加工】　秋季采挖块根，晒干。夏季采集全草，晒干或鲜用。

【性状鉴别】　本品根呈椭圆形、长圆柱形或连珠形，长1～5厘米，直径0.5～2.5厘米。除去栓皮者表面类白色或黄白色，凹陷处有棕色栓皮残留；未去棕红色栓皮者，有明显纵槽纹和少数横长皮孔。质脆，易折断，断面粉性，皮部类白色，木部淡黄色，有放射状纹理；长圆柱状者纤维性较强。气微，味微甘、辛，有刺激性。

【炮　制】　全草，晒干或鲜用。

【性味功能】　味苦、涩，性凉。有毒。有清热解暑的功能。

【主治用法】　用于中暑头痛，腹痛，尿痛，肺结核咯血；外用于化脓性中耳炎，脱肛，疮疡肿毒，蛇咬伤。用量6～9克。外用鲜品适量，捣汁涂敷或干品煎水洗患处。

【现代研究】

1. 化学成分　本品含各种异喹啉类生物碱，有二氢血根碱、黄连碱、紫堇醇灵碱、四氢非洲防己胺等成分。

2. 药理作用　本品具有抗炎、抗菌、镇痛和抗病毒等作用，临床可用于化脓性中耳炎等疾病。

【应　用】

1. 化脓性中耳炎：鲜紫堇全草，捣烂取汁，擦净患耳内脓液后，将药汁滴入耳内。

2. 蛇咬伤、秃疮：鲜紫堇全草，捣烂涂敷患处；或干品煎水洗患处。

3. 肺痨咳嗽：紫堇9克，水煎服或泡酒服。

4. 疮疡肿毒：紫堇根适量，煎水洗患处。

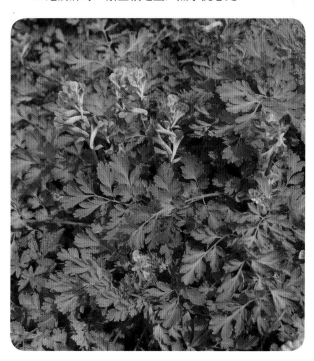

§ 丁香罗勒

【基　源】　丁香罗勒为唇形科植物毛叶丁香罗勒的干燥全草。

【原植物】　小灌木，芳香，密被柔毛状绒毛。叶对生，卵状矩圆形或，边缘有粗齿。轮伞花序于枝顶密集成长 10 ～ 15 厘米的圆锥花序，苞片卵状菱形；花萼钟状，5 齿裂，下 2 齿极小，呈刺芒状；花冠红色或白黄色，上唇 4 浅裂，下唇矩圆形，全缘；雄蕊 4，后对花丝基部具齿。小坚果近球形。

【生境分布】 我国南方大部分地区有栽培。

【采收加工】 夏、秋采收地上部，切细晒干。

【性状鉴别】 本品茎呈方柱形，有对生分枝，表面淡紫棕色或淡黄绿色，被柔毛，质坚实易折断，断面纤维性，黄白色，中央有白色的髓。叶对生，有柄，下部叶柄较长，上部较短，叶片多皱曲，已脱落，完整者展平后呈卵形或卵状披针形，薄纸质，稀被柔毛，有油腺点。轮伞花序顶生，呈断续的总状排列，花淡黄白色或带粉红色。全草搓碎时有强烈的香气味。

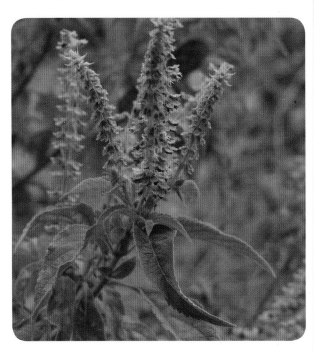

【炮　　制】 采集，晒干，切段。

【性味功能】 味辛，性温。有发汗解表，祛风利湿，散瘀止痛的功能。

【主治用法】 用于风寒感冒，头痛，胃腹胀满，消化不良，胃痛，肠炎腹泻，跌打肿痛，风湿关节炎等症。用量 9 ～ 15 克。外用于蛇咬伤，湿疹，皮炎。外用适量。

【现代研究】

1. 化学成分　本品主要含有丁香酚和麝香草酚。

2. 药理作用　本品具有抗菌、抗真菌、抑制疟原虫，和抗癌作用，并有镇痛祛风湿作用。

【应　　用】

1. 胃肠胀气，消化不良，肠炎腹泻：鲜丁香罗勒，水煎服。

2. 外感风寒，头痛：丁香罗勒，水煎服。

3. 跌打瘀肿，风湿痹痛：鲜丁香罗勒，捣烂，敷患处。

4. 湿疹皮炎，毒蛇咬伤：丁香罗勒，煎水，洗患处。

9　茴香（小茴香）

【基　　源】 小茴香为伞形科植物茴香的果实。

【原 植 物】 别名：小茴、香丝菜、小香。多年生草本，有强烈香气。叶柄，基部鞘状抱茎，上部叶柄部分或全部成鞘状；叶卵圆形或广三角形，3 ～ 4 回羽状分裂，末回裂片线状或丝状。复伞形花序顶生或侧生；伞幅 8 ～ 30；小伞形花序有花 14 ～ 39，花黄色，有梗；花瓣 5，先端内折；雄蕊 5；子房下位。双悬果卵状长圆形，光滑，侧扁；分果有 5 条凸起纵棱，每棱槽中有油管 1，合生面有 2。花期 6 ～ 7 月。果期 10 月。

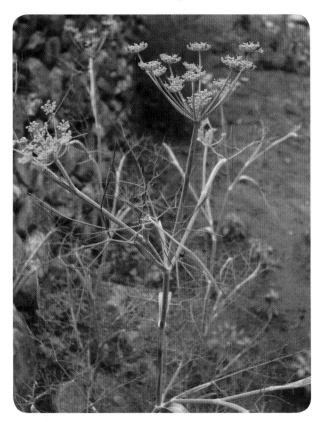

【生境分布】 我国各地区均有栽培。

【采收加工】 秋季果实刚熟时采割植株，打下果实，晒干。

【性状鉴别】 本品呈小圆柱形，两端稍尖，长 5 ～ 8

毫米，宽约 2 毫米。基部有时带小果柄，顶端残留黄褐色的花柱基部。外表黄绿色。分果呈长椭圆形，有 5 条隆起的棱线，横切面呈五边形，背面的四边约等长，结合面平坦。分果中有种子 1 粒，横切面微呈肾形。气芳香，味甘微辛。

【炮　制】

茴香：簸去灰屑，拣去果柄、杂质。

盐茴香：取净茴香，用文火炒至表面呈深黄色、有焦香气味时，用盐水乘热喷入，焙干。

【性味功能】　味辛，性温。有祛寒止痛，理气和胃的功能。

【主治用法】　用于胃寒胀痛，少腹冷痛，睾丸偏坠，脘腹胀痛，食少吐泻，痛经，疝痛等。用量 3～9 克。

【现代研究】

1. 化学成分　本品含挥发油，主要成分为茴香醚、小茴香酮、茴香酮，尚含：α-蒎烯、α-水芹烯、茴香醛、茴香酸、爱草脑，另含顺式茴香醚，对聚伞花素等成分。

2. 药理作用　本品具有抗菌、缓解痉挛、减轻疼痛作用。

【应　用】

1. 消化不良：小茴香、生姜、厚朴。水煎服。

2. 睾丸鞘膜积液引起疼痛、肿痛：小茴香、木香各 3 克，川楝子、白芍各 12 克，枳壳、黄柏各 9 克，生苡仁 24 克，木通 6 克。水煎服。

3. 前列腺炎小便不通：小茴香、椒目（炒熟，捣碎）各 12 克，威灵仙 9 克。水煎服。

§ 白花菜（白花菜子）

【基　源】　白花菜子为白花菜科植物白花菜的种子，其全草亦入药。

【原植物】　别名：羊角菜。一年生草本，全株有恶臭。掌状复叶具 5 小叶，或上部具 3 小叶；小叶膜质，倒卵形，中间 1 片最大，先端急尖或钝，基部楔形，总状花序顶生，苞片叶状，3 裂；萼片 4，花瓣 4，白色带淡紫色，倒卵形有长爪；雄蕊 6，长角果圆柱状。花期 6～8 月。

【生境分布】　生于田埂、路旁、沟边等处。分布于河北、河南、山东、江苏、安徽、四川、贵州、云南、广西、广东、台湾等省区。

【采收加工】　秋季采挖全草，晒干，打下种子，分别收贮备用。

【性状鉴别】　本品呈扁圆形，直径 1～1.5 毫米，厚约 1 毫米，边缘有一深沟。表面棕色或棕黑色，粗糙不平，于扩大镜下观察，表面有突起的细密网纹，网孔方形或多角形，排列较规则或呈同心环状。纵切面可见 U 字形弯曲的胚，胚根深棕色，子叶与胚根等长，淡棕色，胚乳包干胚外，淡黄色，油质。气无，味苦。

【炮　制】　晒干脱粒。

【性味功能】　味苦、辛，性温，有小毒。有活血通络，消肿止痛的功能。

【主治用法】　用于风湿疼痛，腰痛，跌打损伤，痔疮。外用适量，捣烂外敷或煎水洗患处。

【现代研究】

1. 化学成分　本品含葡萄糖屈曲花素，白花菜甙，新葡萄糖芸薹素，葡萄糖芸薹素，尚含脂肪油，主要脂肪酸是亚麻酸，棕榈酸，油酸，硬脂酸，花生酸等。

2. 药理作用　本品具有抗刺激作用。

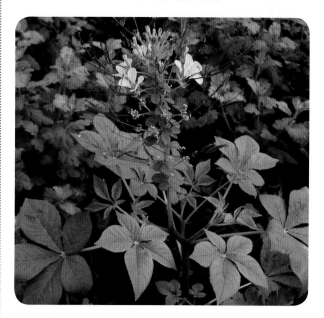

【应　用】

1. 风湿疼痛，损伤作痛：白花菜子研细，水煎洗患处。

2. 痔疮：白花菜子，水煎熏洗。

§ 蔊菜

【基　源】　本品为十字花科植物蔊菜的全草。

【原植物】　别名：野油菜、江剪刀草。一年生草本，高达 50 厘米，基部有毛或无毛。茎直立或斜升，分枝，有纵条纹，有时带紫色。叶形变化大，基生叶和茎下部叶有柄，柄基部扩大呈耳状抱茎，叶片卵形或大头状羽裂，边缘有浅齿裂或近于全缘；茎上部叶向上渐小，多不分裂，基部抱茎，边缘有不整齐细牙齿。花小，黄色；萼片长圆形，长约2毫米；花瓣匙形，与萼片等长。长角果细圆柱形或线形，长2厘米以上，宽1～1.5毫米，斜上开展，有时稍内弯，顶端喙长1～2毫米；种子2行，多数，细小，卵圆形，褐色。花期4～5月，果实于花后渐次成熟，有时在8～9月仍有开花结果的。

【生境分布】 生在路旁或田野，分布于华东地区及河南、陕西、甘肃、湖南、广东等省。多为野生。

【采收加工】 5～7月采收，去除杂质，阴干或晒干。

【性味功能】 味辛、苦，性温。有祛痰止咳，清热解毒，利湿退黄的功能。

【主治用法】 用于感冒发热，咽喉肿痛，肺热咳嗽，慢性气管炎，急性风湿性关节炎，肝炎，小便不利；外用治漆疮，蛇咬伤，疔疮痈肿。30～60克；外用适量，鲜品捣烂敷患处。

【现代研究】

1. 化学成分 全草均含葶菜素。

2. 药理作用 葶菜素有止咳、祛痰作用，对肺炎球菌、金黄色葡萄球菌、流感杆菌、绿脓杆菌、大肠杆菌均有抑制作用。

【应 用】

1. 风寒感冒，头痛发热 葶菜、葱白各1克，水煎温服。

2. 热咳 野油菜45克，煎水服。

【注意】 葶菜不能和黄荆叶同用，否则引起肢体麻木。

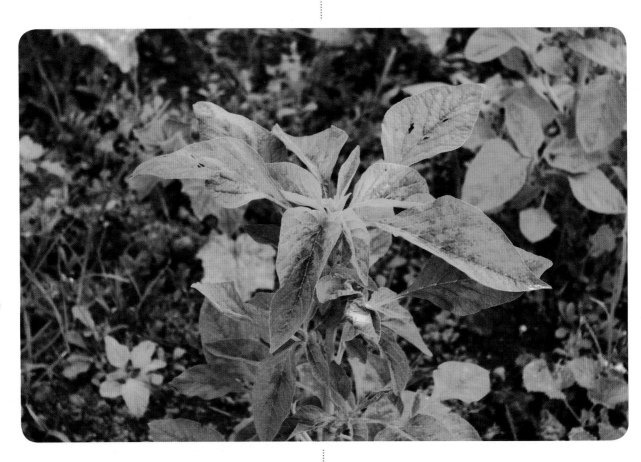

菠菜

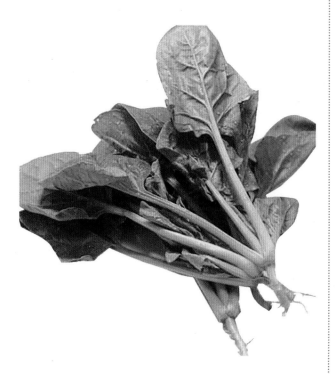

【基　　源】　本品为藜科植物菠菜的全草。

【原 植 物】　别名：菠薐、波棱菜、红根菜、赤根菜、波斯草。一年生草本，全体光滑，柔嫩多水分。幼根带红色。叶互生；基部叶和茎下部叶较大；茎上部叶渐次变小，戟形或三角状卵形；花序上的叶变为披针形；具长柄。花单性，雌雄异株；雄花排列成穗状花序，顶生或腋生，花被4，黄绿色，雄蕊4，伸出；雌花簇生于叶腋，花被坛状，有2齿，花柱4，线形，细长，下部结合。胞果，硬，通常有2个角刺。花期夏季。

【生境分布】　全国各地都有栽植。

【采收加工】　冬、春季采收，除去泥土、杂质，洗净鲜用。

【性味功能】　味甘，性凉。有滋阴平肝，止咳润肠的功能。

【主治用法】　主治高血压，头痛，目眩，风火赤眼，糖尿病，便秘。鲜品60～250克。

【应　　用】　消渴引饮，日至一石者：菠薐根、鸡内金等分。为末。米饮服，1日3次。

【注意】　多食发疮。

蕹菜

【基　　源】　本品为旋花科植物蕹菜的茎、叶。

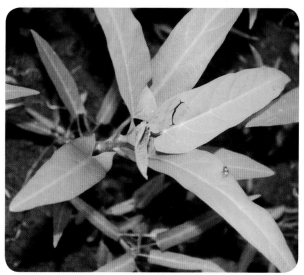

【原 植 物】　别名：空心菜。一年生草本，蔓生。茎圆柱形，节明显，节上生根，节间中空，无毛。单叶互生；叶柄长3～14厘米，无毛；叶片形状大小不一，卵形、长卵形、长卵状披针形或披针形，长3.5～17厘米，宽0.9～8.5厘米，先端锐尖或渐尖，具小尖头，基部心形、戟形或箭形，全缘或波状，偶有少数粗齿，两面近无毛。聚伞花序腋生，花序梗长1.5～9厘米，有1～5朵花；苞片小鳞片状；花萼5裂，近于等长，卵形，花冠白色、淡红色或紫红色，漏斗状，长3.5～5厘米；雄蕊5，不等长，花丝基部被毛；子房圆锥形，无毛，柱头头状，浅裂。蒴果卵圆形至球形，无毛。种子2～4颗，多密被短柔毛。花期夏、秋季。

【生境分布】 生长于气候湿暖、土壤肥沃多湿的地方或水沟、水田中。我国长江流域，南至广东均产。

【采收加工】 夏、秋采，一般多鲜用。

【性状鉴别】 茎叶常缠绕成把。茎扁柱形，皱缩，有纵沟，具节，表面浅青黄色至淡棕色，节上或有分枝，节处色较深，近下端节处多带有少许淡棕色小须根；质韧，不易折断，断面中空，叶片皱缩，灰青色，展平后呈卵形、三角形或披针形；具长柄。气微味淡。以茎叶粗大、色灰青者为佳。

【性味功能】 味甘，性寒。有凉血止血，解毒，通便的功能。

【主治用法】 用于食物中毒、黄藤、钩吻、砒霜、野菇中毒，小便不利，尿血，鼻衄，咳血；外用治疮疡肿毒。用量60～120克，煎服；或捣汁。外用：适量。出血证有热者，热毒疮肿，蛇虫咬伤，及热结便秘等证。

【应　　用】

1. 鼻血不止：蕹菜数根，和糖捣烂，冲入沸水服。

2. 淋浊，小便血，大便血：鲜蕹菜洗净，捣烂取汁，和蜂蜜酌量用。

3. 翻肛痔：空心菜1000克，水1000毫升，煮烂去渣滤过，加白糖200克，同煎如饴糖状，每日150克，每日2次，早晚服，未愈再服。

荠菜

【基　　源】 本品为十字花科植物荠菜的全草。

【原植物】 别名：枕头草、粽子草、三角草、白花菜。一、二年生草本。茎直立，绿色。基出叶丛生，有柄；叶片羽状分裂，两侧之裂片作不规则的粗齿状，顶端的裂片呈三角形或卵状披针形；茎生叶呈宽披针形，边缘呈不规则的缺刻或锯齿。总状花序顶生及腋生；花瓣4，

白色。短角果，倒三角形或倒心形。花期春末夏初。

【生境分布】 生于路旁、沟边或菜地上。分布于全国各省区。

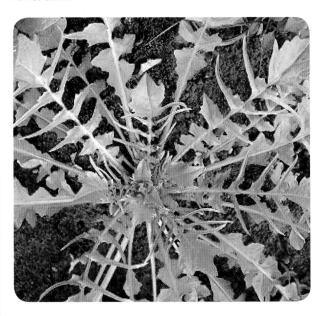

【采收加工】 春末夏初采集，晒干。

【性状鉴别】 干燥的全草，根作须状分枝，弯曲或部分折断，淡褐色或乳白色；根出叶羽状分裂，卷缩，质脆易碎，灰绿色或枯黄色；茎纤细，分枝，黄绿色，弯曲或部分折断，近顶端疏生三角形的果实，有细柄，淡黄绿色。气微，味淡。以干燥、茎近绿色、无杂草者为佳。

【炮　　制】 洗净，晒干。

【性味功能】 味甘，性平。有凉血止血，清热利尿的功能。

【主治用法】 用于肾结核尿血，产后子宫出血，肺结核咯血，高血压，肾炎水肿，泌尿系结石，肠炎等。用量15～60克。

【现代研究】

1. 化学成分 本品含草酸、酒石酸、延胡索酸等有机酸；精氨酸、天冬氨酸、胱氨酸等氨基酸；蔗糖、山梨糖、乳糖、甘露糖醇等糖。又含胆碱、乙酰胆碱，黄酮类，黑芥子苷等。

2. 药理作用 本品浸膏有收缩子宫作用和退热作用，所含的荠菜酸有止血作用。其醇提物有降压作用。

【应　　用】

1. 高血压：（1）荠菜、夏枯草各30克，水煎服。（2）荠菜、猪毛菜各9克，水煎服。

2. 肾结核：荠菜30克，水3碗煎至1碗，打入鸡蛋

1 个，再煎至蛋熟，加食盐少许，喝汤吃蛋。

3. 预防麻疹：荠菜，水煎服。

4. 产后子宫出血：荠菜 50 克，水煎服。

§ 菥蓂（苏败酱）

【基源】　苏败酱为十字花科植物菥蓂的干燥全草。

【原植物】　一年生草木，高 20 ～ 40 厘米，全株光滑无毛。茎直立，有分枝，粉绿色。单叶互生；基生叶有短柄，茎生叶无柄，基部抱茎；叶片椭圆形、倒卵形或披针形，先端尖，基部箭形，边缘具稀疏浅齿或粗齿，两面粉绿色。总状花序腋生及顶生；花萼 4，边缘白色膜质；花瓣 4，白色。短角果扁平，卵圆形，具宽翅，先端深裂，淡黄色。种子小，卵圆形而扁。花期 4 ～ 7 月。果期 5 ～ 8 月。

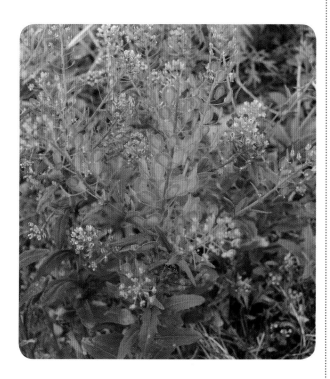

【生境分布】　生于山坡、草地、路旁。分布于我国大部分地区。

【采收加工】　5 ～ 6 月间果实成熟时采收，晒干。

【性状鉴别】　茎圆柱形，黄白色或黄绿色，有细棱线，分枝多；质脆，断面有髓或中空。单叶互生，基生叶有柄。果枝生于顶端，呈总状果序；短角果，扁圆形；果实内分两室，每室有种子 5 ～ 7 粒。种子扁圆形，黑色。

气微，味淡。

【炮制】　除去杂质，稍润，切段，干燥。

【性味功能】　味苦、甘，性平。有清热解毒，利水消肿，和中开胃，利肝明目的功能。

【主治用法】　用于阑尾炎，肺脓疡，肾炎，子宫内膜炎，肝硬化腹水，丹毒，痈疖肿毒。用量 15 ～ 30 克。

【现代研究】

1. 化学成分　本品含黑芥子苷，经酶作用后产生异硫氰酸烯丙酯。

2. 药理作用　黑芥子苷经酶水解成苷元芥子油后，有杀菌作用，黑芥子苷可用于痛风，以增加尿酸的排出。临床上选方可用于治疗阑尾炎、产后子宫内膜炎等。

【应用】

1. 阑尾炎：鲜苏败酱 200 克，水煎服。

2. 痢疾：苏败酱 100 克，冰糖 15 克，水炖服。

3. 痈疽疮毒：苏败酱、地丁草各 50 克，水煎服。

4. 产后瘀血腹痛，白带伴有小腹痛：苏败酱，水煎服。

附注：种子也作药用。味辛、苦，性微温，有祛风除湿，和胃止痛的功能。用于风湿性关节炎，腰痛，急性结膜炎，胃痛，肝炎。

§ 苋

【基源】　本品为苋科植物苋的全草及种子。

【原植物】　别名：苋菜、雁来红、老少年。一年生直立草本，高 80 ～ 150 厘米。茎多分枝，绿色或紫红色。叶卵状椭圆形至披针形，红色、紫色、黄色或绿紫杂色，无毛；叶柄长 2 ～ 6 厘米。花单性或杂性，密集成簇，花簇球形，腋生或密生成顶生下垂的穗状花序；苞片和小苞片干膜质，卵状披针形；花被片 3，矩圆形，具芒刺；雄蕊 3；花柱 2 ～ 3。胞果矩圆形，盖裂。花期 8 ～ 9 月，果期 9 ～ 10 月。

【生境分布】　生于路边、荒野草上。全国各地有栽培。

【采收加工】　春、秋采收全草，晒干或鲜用。

【性状鉴别】　凹头苋主根较直。基部分枝，淡绿色至暗紫色。叶片皱缩，展平后卵形或菱状卵形，朱端凹缺，有 1 芒尖，或不显，基部阔楔形；叶柄与叶片近等长。稳状花序。胞果扁卵形，不裂，近平滑。气微，味淡。

反枝苋主根较直。茎长 20 ～ 80 厘米，稍具钝棱，被短柔毛。叶片皱缩，展平后菱状卵形或椭圆形，先端微凸，具小凸尖，两面和边缘有柔毛；圆锥花序。胞果扁卵形，盖裂。气微，味淡。

【炮　制】　除去杂质，喷淋清水，稍润，切段，晒干。

【性味功能】　味甘，性平。有清热解毒，利尿除湿，通大便的功能。种子有清肝明目的功能。

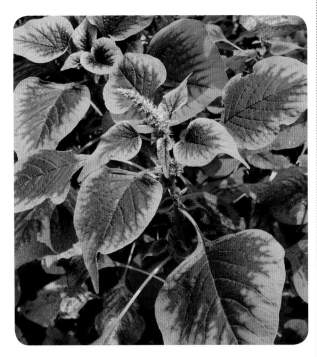

【主治用法】　用于细菌性痢疾，肠炎，大便涩滞，淋证，漆疮瘙痒，用量 15 ～ 30 克。种子用于眼疾，用量 9 ～ 12 克。

【现代研究】

1. 化学成分　凹头苋全草含苋菜红甙叶含锦葵花素 -3- 葡萄糖甙和芍药花素 -3- 葡萄糖甙。反枝苋全草亚麻酸、棕榈酸、亚油酸、油酸等。

2. 药理作用　临床上选方可用于治疗甲状腺肿大、痢疾、痔疮肿痛等。

【应　用】

1. 痢疾脓血，湿热腹泻：苋菜 50 克，粳米 100 克。煮粥食。

2. 漆疮瘙痒：苋菜 250 克，水煎汤洗患处。

3. 老人体虚大便涩滞：苋菜 150 克，洗净，炒熟食。

4. 淋证，慢性尿路感染：鲜苋菜 200 克，猪瘦肉 100 克，煮汤，饮汤吃猪肉。

9　马齿苋

【基　源】　本品为马齿苋科植物马齿苋的干燥地上部分。

【原植物】　一年生肉质草本。茎多分枝，平卧地面，淡绿色，有时成暗红色。叶互生或对生，扁倒卵形，全缘，肉质，光滑。花黄色，顶生枝端。雄蕊 8 ～ 12，基部合生。子房半下位，卵形。花柱单 1，柱头 5 裂，花柱连同柱头长于雄蕊。蒴果盖裂。种子多数，黑褐色，肾状卵圆形。花期 5 ～ 8 月。果期 7 ～ 9 月。

【生境分布】　生于田野、路旁及荒地。分布于全国各省、区。

【采收加工】　夏、秋季植株生长茂盛，花盛开时，选择晴天割取地上部分或拔取全草，将根除去，洗净泥土，用开水略烫，取出晒干。

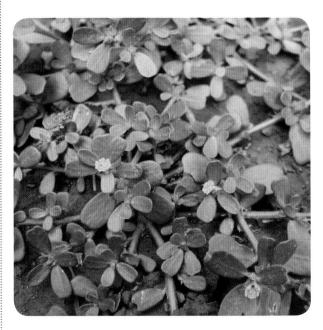

【性状鉴别】　本品多皱缩卷曲，常结成团。茎圆柱形表面黄褐色，有明显纵沟纹。叶对生或互生，易破碎，完整叶片倒卵形；绿褐色，先端钝平或微缺，全缘。花小，3 ～ 5 朵生于枝端，花瓣 5，黄色。蒴果圆锥形，长约 5 毫米，内含多数细小种子。气微，味微酸。

【炮　制】　拣净杂质，除去残根，以水稍润，切段晒干。

【性味功能】　味酸，性寒。有清热解毒、凉血、止痢的功能。

414

【主治用法】 用于肠炎、菌痢、疔疮肿毒、蛇咬伤、皮炎、带状疱疹等症。用量 9～15 克。

【现代研究】

1. 化学成分 本品含有三萜醇类、黄酮类、有机酸及其盐，还有钙、磷、铁等微量元素及其无机盐，以及硫胺素、核黄素、葡萄糖等，本品尚含大量的去甲基肾上腺素和多巴胺。

2. 药理作用 本品有抗菌作用，子宫收缩作用，可使骨骼肌松弛，还具有较明显的抗氧化、延缓衰老和润肤美容作用、利尿、降低胆固醇等作用。

【应 用】

1. 细菌性痢疾、肠炎：马齿苋 60 克，水煎服。

2. 疮毒，湿疹，稻田皮炎：马齿苋 60 克，水煎服；鲜马齿苋，水煎，捣烂，湿敷患处。

3. 毒虫咬伤，蜂刺伤而致局部肿痛：鲜马齿苋，捣烂成泥外敷伤处。

4. 急性阑尾炎：马齿苋、蒲公英各 60 克，水煎服。

ʕ 苦菜

【基 源】 本品为菊科植物苦苣菜的全草。

【原植物】 别名：荼草、游冬、苦马菜、老鸦苦荬、滇苦菜。一或二年生草本，高 30～100 厘米。根纺锤状。茎直立，中空，不分枝或上部分枝，无毛或上部有腺毛，具乳汁。叶互生；下部叶叶柄有翅，基部扩大抱茎，中上部无柄，基部宽大戟耳形，叶柔软无毛，大头状羽状全裂或羽状半裂，顶裂片大或先端裂片与侧生裂片等大，少有不分裂叶，边缘有刺状尖齿，长 10～18 厘米，宽 5～7 厘米。头状花序，顶生，数枚，排列成伞房状；梗或总苞下部初期有蛛丝状毛，有时有疏腺毛；总苞钟状，长 10～12 毫米，宽 6～10 毫米，暗绿色，总苞片 2～3 列；舌状花黄色，两性结实；雄蕊 5；子房下位花柱细长，柱头 2 深裂。瘦果，长椭圆状倒卵形，压扁，亮褐色、褐色或肉色，边缘有微齿，两面各有 3 条高起的纵肋，肋间有细皱纹；成熟后红褐色，冠毛白色，毛状，细状，细软。花期 4～6 月。

【生境分布】 生于田边、山野、路旁，分布于全国各地。

【采收加工】 冬、春、夏三季均可采收，鲜用或晒干。

【性状鉴别】 根呈纺锤形，灰褐色，有多数须根。茎呈圆柱形，上部呈压扁状，长 45～95 厘米，直径 4～8 毫米，表面黄绿色，茎基部略带淡紫色，具纵棱，上部有暗褐色腺毛；质脆，易折断，断面中空。叶互生，皱缩破碎，完整叶展平后呈椭圆状广披针形，琴状羽裂，裂片边缘有不整齐的短刺状齿。有的在茎顶可见头状花序，舌状花天酒地淡黄色，或有的已结果。气微，味微咸。

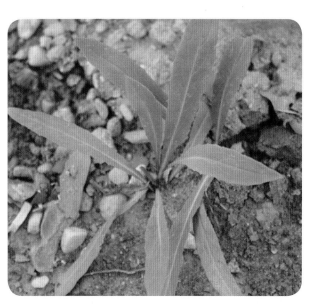

【性味功能】 味苦，性寒。有清热解毒，凉血止血的功能。

【主治用法】 主治痢疾，黄疸，血淋，痔瘘，疔肿，蛇咬。内服：煎汤、打汁或研末。外用：捣汁涂或煎水熏洗。

【应 用】

1. 肝硬化：苦菜、酢浆草各一两。同猪肉炖服。

2. 慢性气管炎：苦菜 500 克，大枣 20 个。苦菜煎烂，取煎液煮大枣，待枣皮展开后取出，余液熬成膏。早晚各服药膏一匙，大枣一枚。

3. 治小儿疳积：苦菜 50 克，同猪肝炖服。

4. 对口恶疮：野苦荬擂汁一钟，入姜汁一匙，酒和服以渣敷。

5. 壶蜂叮螫：苦菜汁涂之。

6. 妇人乳结红肿疼痛：紫苦菜捣汁水煎，点水酒服。

【注意】 脾胃虚寒者忌之。

ʕ 莴苣

415

【基　源】　本品为菊科植物莴苣的茎和叶。

【原植物】　别名：莴苣菜、千金菜、莴笋、莴菜、藤菜。一年生或二年生草本，高30～100厘米。茎粗，厚肉质。基生叶丛生，向上渐小，长圆状倒卵形，长10～30厘米，全缘或卷曲皱波状；茎生叶互生，椭圆形或三角状卵形，基部心形，抱茎。头状花序有15个小花，多数在茎枝顶端排成伞房状圆锥花序；舌状花黄色。瘦果狭或长椭圆状倒卵形，灰色、肉红色或褐色，微压扁，每面有纵肋7～8条，上部有开展柔毛，喙细长，淡白色或褐红色，与果身等长或稍长，冠毛白色。花果期5～7月。

【生境分布】　全国各地均有栽培，亦有野生。

【采收加工】　春季嫩茎肥大时采收，多为鲜用。

【性味功能】　味苦甘，性凉。有利尿，通乳，清热解毒的功能。

【主治用法】　主治小便不利，尿血，乳汁不通，虫蛇咬伤，肿毒。内服：煎汤，30～60克。外用：适量，捣敷。

【应　用】

1. 小便不下：莴苣捣成泥，作饼贴脐中。

2. 小便尿血：莴苣，捣敷脐上。

3. 产后无乳：莴苣三枚，研作泥，好酒调开服。

4. 沙虱毒：敷莴苣莱汁。

5. 蚰蜒入耳：莴苣叶0.3克（干者），雄黄0.3克。捣罗为末，用面糊和丸，如皂荚子大。以生曲少许，化破一丸，倾在耳中，其虫自出。

6. 百虫入耳：莴苣捣汁，滴入自出。

【注意】　常食目痛，素有目疾者切忌。

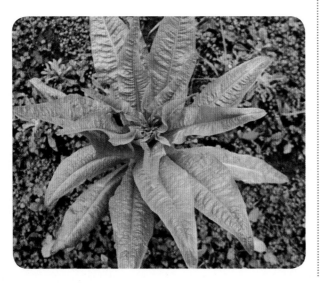

9　水苦荬

【基　源】　本品为玄参科植物水苦荬的全草。

【原植物】　别名：水莴苣。一年或二年生草本，全体无毛，或于花柄及苞片上稍有细小腺状毛。茎直立，高25～90厘米，富肉质，中空，有时基部略倾斜。叶对生；长圆状披针形或长圆状卵圆形，长4～7厘米，宽8～15毫米，先端圆钝或尖锐，全缘或具波状齿，基部呈耳廓状微抱茎上；无柄。总状花序腋生，长5～15厘米；苞片椭圆形，细小，互生；花有柄；花萼4裂，裂片狭长椭圆形，先端钝；花冠淡紫色或白色，具淡紫色的线条；雄蕊2，突出；雌蕊1，子房上位，花柱1枚，柱头头状。蒴果近圆形，先端微凹，长度略大于宽度，常有小虫寄生，寄生后果实常膨大成圆球形。果实内藏多数细小的种子，长圆形，扁平；无毛。花期4～6月。

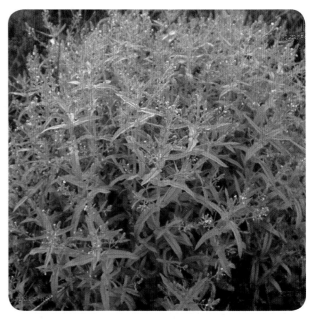

【生境分布】　生长于水田或溪边。分布于河北、河南、江苏、安徽、四川、广东、云南等地。

【采收加工】　春、夏采收，洗净，晒干。

【性味功能】　味苦，性凉。有化瘀止血，消肿止痛的功能。

【主治用法】　用于感冒，喉痛，劳伤咳血，痢疾，血淋，月经不调，疝气，疔疮，跌打损伤。内服：煎汤，用量10～30克；或研末冲服。外用：捣敷或研末吹喉。

【应　用】

1. 妇女产后感冒：水苦荬煎水，加红糖服。

2. 闭经：水苦荬、血巴木根各50克，泡酒温服。

3. 小儿疝气（睡后能自行收进者）：水苦荬25克，双肾草、八月瓜根、小茴香根各5克，煎水，醪糟服。

4. 喉蛾：水莴苣菜，阴干，研成细末，吹入喉内。

2. 创伤：翻白草，研粉，撒敷伤口。

3. 颈淋巴结结核：翻白草，黄酒浸泡，煎炖，红糖调服。

4. 疟疾：翻白草，煎酒服。

§ 翻白草

【基　源】　本品为蔷薇科植物翻白草的干燥全草。

【原植物】　多年生草本。根粗壮，木质化。茎直立，细弱，密生白色绒毛。羽状复叶。基生叶小叶7～9，密生绒毛，长圆状椭圆形，先端微尖或钝，基部楔形，边缘有粗锯齿；上面绿色，疏生灰白色绒毛；下面密被白色绒毛。茎生叶3小叶，叶柄短。顶生聚伞花序。花梗短。副萼片线形，比萼片短；萼片卵状三角形，有白色绒毛；花瓣色。瘦果，近肾形或卵形。花期5～7月，果期6～9月。

【生境分布】　生于山坡、路旁或草地。全国绝大部分地区均有分布。

【采收加工】　夏、秋两季开花前采收全草，晒干。

【性状鉴别】　本品块根呈纺锤形或圆柱形，表面黄棕色或暗褐色，有不规则扭曲沟纹；质硬而脆，折断面平坦，呈灰白色或黄白色。基生叶丛生，单数羽状复叶，多皱缩弯曲，柄短或无，长圆形或长椭圆形，顶端小叶片较大，上表面暗绿色或灰绿色，下表面密披白色绒毛，边缘有粗锯齿。气微，味甘、微涩。

【炮　制】　除去杂质，洗净，稍润，切段，干燥。

【性味功能】　味甘、微苦。性平。有清热解毒，凉血止血，止痢止泻的功能。

【主治用法】　用于肠炎，细菌性痢疾，阿米巴痢疾，吐血，便血，崩漏，疟疾，疔疮，无名肿痛，瘰疬结核，痈。用量9～15克。

【现代研究】

1. 化学成分　翻白草主要化学成分有萜类、甾体和多酚化合物；根含鞣质及黄酮类。

2. 药理作用　翻白草有消炎镇痛作用，其所含的多酚类化合物有抗氧化作用，其甲醇提取物可以明显降低小鼠的血糖水平，其甲醇提取物也有一定的抗病毒作用。

【应　用】

1. 细菌性痢疾、阿米巴痢疾，肠炎：翻白草30克。水煎服。

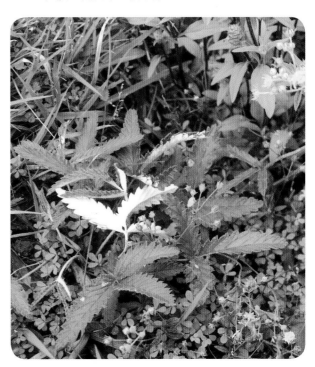

§ 蒲公英

【基　源】　本品为菊科植物蒲公英的干燥全草。

【原植物】　别名：黄花地丁多年生草本，有乳汁，具蛛丝状毛。叶基生，莲座状平展，有柄，两侧扩大呈鞘状；叶长圆状倒披针形，先端尖或钝，基部下延成柄状，边缘浅裂或不规则羽状分裂。头状花序顶生，舌状花黄色；总苞淡绿色，钟形，苞片多层，外层短，顶端有角状突起，内层线状披针形，膜质。瘦果有纵棱及多数刺状突起。花期4～5月。果期6～7月。

【生境分布】　生于山坡草地、沟边等。分布于全国大部分地区。

【采收加工】　4～10月间挖取全株，晒干。

【性状鉴别】　本品为皱缩卷曲的团块，根圆柱形，多弯曲长3-7厘米，棕褐色，根头部有茸毛，叶破碎，完整叶片为倒披针形，暗灰绿色或绿褐色，边缘浅裂或具有羽状缺刻，基部下延成柄状，下表面主脉明显，花茎1至数条，头状花序顶生，黄褐色或淡黄白色，有的可见多数具有白色冠毛的长椭圆形瘦果，气微，味微苦。

【炮　制】　拣去杂质，洗去泥土，切段，晒干。

【性味功能】　味甘、苦，性寒。有清热解毒，利尿散结的功能。

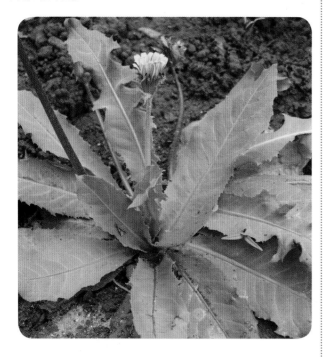

【主治用法】　用于急性乳腺炎，淋巴腺炎，疔毒疮肿，急性结膜炎，感冒发热，急性扁桃体炎，急性支气管炎，肝炎，胆囊炎，尿路感染。用量9～15克，亦可捣汁或入散剂；外用适量，捣敷患处。

【现代研究】

1. 化学成分　本品含蒲公英甾醇、胆碱，蒲公英醇、蒲公英赛醇、β-香树脂醇、豆甾醇、β-谷甾醇、有机酸、果糖、蔗糖、菊糖、葡萄糖、葡萄糖甙以及树脂、橡胶和果胶等成分。

2. 药理作用　本品具有抗菌、抗真菌、抗肿瘤作用，另外，本品还有抗胃溃疡、利胆、保肝等作用。

【应　用】

1. 急性黄疸型肝炎：蒲公英、茵陈、土茯苓、白茅根、田基黄各15克。水煎服。

2. 扁桃体炎，化脓性感染：蒲公英30克。水煎服。

3. 急性结膜炎、睑缘炎：蒲公英、菊花、夏枯草各50克。水煎，洗眼，熏眼。

 华蒲公英（蒲公英）

【基　源】　蒲公英为菊科植物华蒲公英的全草。

【原植物】　别名：碱地蒲公英、揪丁儿多年生草本。基生叶倒卵状披针形或狭披针形，无毛；叶羽状裂或具波状牙齿，顶裂片长三角形或戟状三角形。花莛数个，长于叶，头状花序；总苞片3层，先端无角状突起；舌状花黄色。瘦果，上部有刺状突起。花、果期6～8月。

【生境分布】　生于稍潮湿的盐碱地或原野上。分布于东北、华北、西北及河南等省区。

【采收加工】　4～10月间挖取全草，晒干。

【性味功能】　味甘、苦，性寒。有清热解毒，利尿散结的功能。

【主治用法】　用于急性乳腺炎，淋巴腺炎，疔毒疮肿，急性结膜炎，感冒发热，急性扁桃体炎，急性支气管炎，肝炎，胆囊炎，尿路感染。用量9～15克，亦可捣汁或入散剂；外用适量，捣敷患处。

【应　用】
同蒲公英。

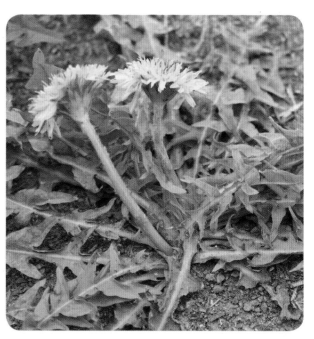

§ 落葵

【基　源】　本品为落葵科植物落葵的全草。

【原植物】　别名：藤罗菜、藤七、红藤菜、藤菜。一年生缠绕草本，肉质，光滑。茎长达3～4米，有分枝，绿色或淡紫色。单叶互生，卵形或近圆形，先端急尖，基部心形或近心形，全缘。穗状花序腋生，小苞片 2，呈萼状，宿存；萼片 5，淡紫色或淡红色，下部白色，连合成管；无花瓣；雄蕊 5，对萼片对生；花柱 3。果实卵形或球形，暗紫色，多汁液，为宿存肉质小苞片和萼片所包裹。花期春季至冬初。

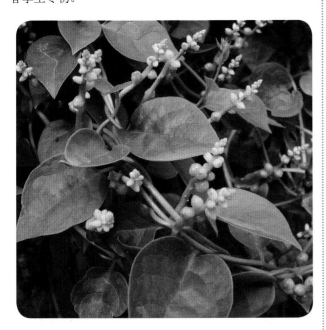

【生境分布】 全国各地广泛栽培。

【采收加工】 四季可采收全草，鲜用或晒干。

【性状鉴别】 茎肉质，圆柱形，直径 3～8 毫米，稍弯曲，有分枝，绿色或淡紫色；质脆，易断，折断面鲜绿色。叶微皱缩，展平后宽卵形、心形或长椭圆形，全缘，先端急尖，基部近心形或圆形；叶柄长 1～3 厘米。气微，味甜，有粘性。

【性味功能】 味甘、淡，性凉。有清热解毒，接骨止痛的功能。

【主治用法】 用于阑尾炎，痢疾，大便秘结，膀胱炎；外用于骨折，跌打损伤，外伤出血，烧、烫伤。用量 30～60 克。

【现代研究】

1. 化学成分 本品叶含多糖、胡萝卜素、有机酸、维生素、氢基酸、蛋白质等。

2. 药理作用 本品有解热、抗炎和抗病毒作用。

【应 用】

1. 阑尾炎，膀胱炎：落葵 60 克，水煎服。

2. 营养不良性水肿：落葵根 60 克，水煎服。

3. 骨折，跌打损伤：鲜落葵适量，捣烂绞汁敷患处。

4. 乳头破裂，水痘：落葵花 60 克，水煎洗敷患处。

9 蕺菜（鱼腥草）

【基 源】 鱼腥草为三白草科植物蕺菜的地上部分。

【原植物】 多年生草本。全株有鱼腥臭味，茎下部伏地。托叶膜质，线形；单叶互生，心形或宽卵形，先端短渐尖，基部心形，全缘，上面绿色，下面常紫红色，有多数腺点，叶脉 5～7 条，脉上有柔毛；下部叶常与叶柄合生成鞘，有缘毛。穗状花序顶生，与叶对生；花白色。蒴果卵形。花期 5～7 月。果期 7～9 月。

【生境分布】 生于水边、林缘及林下阴湿地。分布于陕西、甘肃、河南及长江以南部各省区。

【采收加工】 夏秋季生长茂盛花穗多时采割，晒干或鲜用。

【性味功能】 味辛，性凉。有清热解毒，利水消肿的功能。

【主治用法】 用于肺脓疡，痰热咳嗽，肺炎，水肿，脚气，尿道感染，白带过多，痈疖肿毒，化脓性中耳炎，痢疾，乳腺炎，蜂窝组织炎，毒蛇咬伤等。用量 15～25 克，鲜品用量加倍。

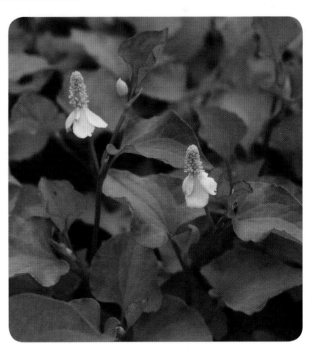

【应 用】

1. 肺脓疡，大叶性肺炎：鱼腥草 30 克，桔梗 15 克。

水煎服。

2. 肾炎水肿，小便不利：鱼腥草、旱莲草各 18 克，冬葵子、土茯苓各 30 克，甘草 0.5 克。水煎服。

3. 急性肠炎、痢疾：鱼腥草。水煎服。

4. 肺痈：鱼腥草、筋骨草各 15 克。水煎服。

5. 百日咳：鱼腥草、鹅不食草各 15 克。冰糖水煎服。

紫云英

【基　源】　本品为豆科植物紫云英的干燥根、全草和种子。

【原植物】　别名：苕子草、沙蒺藜、红花草、翘摇一年生草本。单数羽状复叶，互生，小叶 3 ～ 6 对，宽椭圆形或倒卵形。花紫红色，总状花序排列紧密，呈半圆形，花萼钟状，花冠蝶形，旗瓣紫红色，翼瓣白色；雄蕊二体；子房有短柄。荚果长方条形，微弯，带黑色。花期 8 ～ 10 月。

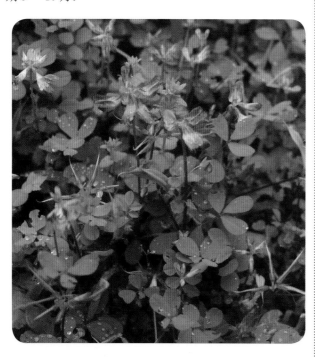

【生境分布】　生于田坎、草地。分布于陕西、河南、江苏、浙江、江西、福建、湖北、湖南、广西、广东、贵州、四川及云南等省区。广泛栽培。

【采收加工】　夏、秋季采收，晒干或鲜用。

【性味功能】　味微辛、微甘，性平。有祛风明目，健脾益气，解毒止痛的功能。

【主治用法】　根用于肝炎，营养性浮肿，白带，月经不调。全草用于急性结膜炎，神经痛，带状疱疹，疮疖痈肿，痔疮。外用适量，鲜草捣烂敷患处，或干草研粉调服。

【应　用】

1. 肝炎，营养性浮肿：鲜紫云英根 90 克，水煎服。

2. 白带，月经不调：鲜紫云英根 90 克，水煎服。

3. 急性结膜炎：紫云英全草，水煎熏洗眼部。

4. 带状疱疹，疮疖痈肿：鲜紫云英全草适量，捣烂敷患处。

藜

【基　源】　本品为藜科植物藜的干燥全草。

【原植物】　别名：灰菜、灰条菜、灰灰菜、白藜。一年生直立草本，高 60 ～ 120 厘米。茎粗壮，有棱和绿色或紫红色的条纹，多分枝。单叶互生，菱状卵形或披针形，先端急尖或微钝，基部宽楔形，边缘有不整齐锯齿，下面灰绿色，被粉粒。花红绿色，两性，数个集成团伞花簇，多数花簇排成腋生或顶生的圆锥花序；花被片 5，边缘膜质；雄蕊 5；柱头 2 裂。胞果包藏于花被内或顶端稍露。种子光亮。花期 8 ～ 9 月，果期 9 ～ 10 月。

【生境分布】　生于田间、旷地、路旁。分布于全国各地。

【采收加工】　夏季采收全草，切段晒干或鲜用。

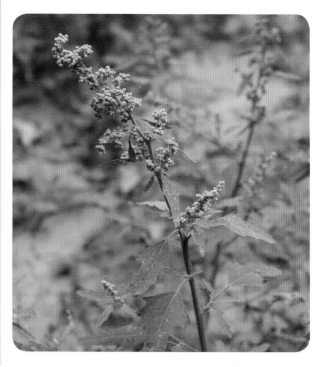

420

本草纲目珍藏版

【性状鉴别】 一年生草本，茎直立，粗壮，有棱和绿色或紫红色的条纹，多分枝；枝上升或开展。叶有长叶柄；叶片菱状卵形至披针形，先端急尖或微钝基部宽楔形，边缘常有不整齐的锯齿，下面生粉粒，灰绿色。花两性，数个集成团伞花簇，多数花簇排成腋生或顶生的圆锥状花序；花被片 5，宽卵形或椭圆形，具纵隆脊和膜质的边缘，先端钝或微凹；雄蕊 5；柱头 2。胞果完全包于花被内或顶端稍露，果皮薄，和种子紧贴；花期 8 ~ 9 月。果期 9 ~ 10 月。种子横生，双凸镜形，直径 1.2-1.5 毫米，光亮，表面有不明显的沟纹及点洼；胚环形。

【炮　　制】 鲜用或晒干。

【性味功能】 味甘，性平。有小毒。有清热利湿，止痒透疹的功能。

【主治用法】 用于风热感冒，痢疾，腹泻，龋齿痛；外用于皮肤瘙痒，麻疹不透。用量 30 ~ 60 克，水煎服。外用适量煎汤洗患处。

【现代研究】

1. 化学成分　全草含挥发油。叶的脂质中 68% 是中性脂肪，内含棕榈酸、廿四烷酸、油酸、亚油酸及谷甾醇、廿九烷、油醇、蜡等。根含甜菜碱、氨基酸、甾醇、油脂等。种子含油 5.54% ~ 14.86%。

2. 药理作用　生长在日本的变种藜对蚯蚓有先兴奋后麻痹作用；藜的 70% 醇浸剂用于蛙、蟾蜍、鸽、小鼠、豚鼠、兔等，对呼吸先兴奋后抑制，终因呼吸麻痹致死；亦有降压和抑制心脏的作用；能增加平滑肌器官的运动，对末梢血管主要是收缩；对骨骼肌和运动神经常呈麻痹作用。

【应　　用】

1. 痢疾，腹泻：鲜藜 60 克，水煎服。

2. 麻疹不透：鲜藜适量，捣烂蒸热用布包，外用滚胸背手脚心，以透疹。

3. 皮肤瘙痒：鲜藜适量，捣烂外洗并敷患处。

9　魔芋

【基　　源】 本品为天南星科植物魔芋的块茎。

【原 植 物】 多年生草本。块茎扁球形，巨大。叶柄粗壮，具暗紫色斑；掌状复叶，小叶又羽状全裂，小裂片披针形，先端尖，基部楔形，佛焰苞大，广卵形，下部筒状，暗紫色，具绿纹。花单性，先叶出现；肉穗花序

圆柱形，黄白色，伸出佛焰苞外，上部为多数细小褐色雄花，附属物膨大呈棒状，暗紫色，高出苞外；浆果球形或扁球形，黄赤色。花期 6 ~ 8 月。

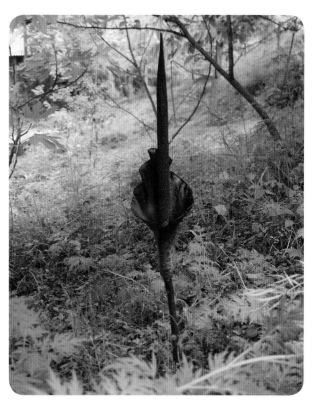

【生境分布】 生长疏林下、林缘、溪边，或栽培于庭园。分布于我国东南至西南各省区。

【采收加工】 5 ~ 8 月挖取块茎，洗净，阴干或鲜用。

【性状鉴别】 本品呈扁圆形厚片，切面灰白色，有多数细小维管束小点，周边暗红褐色。有细小圆点及根痕，质坚硬，粉性，微有麻舌感。

【炮　　制】 取原药材，除去杂质，洗净，润透，切厚片，干燥，筛去灰屑。

【性味功能】 味辛，性寒；有毒。有消肿散结，解毒止痛的功能。

【主治用法】 用于脑瘤、鼻咽癌、甲状腺癌、腮腺癌等，对乳腺癌及恶性淋巴瘤也有一定疗效。对放、化疗出现毒副反应，炎症或肿瘤压迫疼痛有缓解作用。用量 9 ~ 15 克，大剂量可用至 30 克；外用适量，捣烂敷患处。

【现代研究】

1. 化学成分　本品含葡萄甘露聚糖，甘露聚糖，甘油，枸橼酸，阿魏酸桂皮酸，甲基棕榈酸，二十一碳烯、β-谷甾醇，3，4- 二羟基苯甲醛葡萄糖甙，另外，还含有多

种氨基酸，粗蛋白及脂类等成分。

2. 药理作用　本品具有抑癌作用、抗炎和抗菌作用、通便作用、降血脂作用和降血糖作用，并可延缓脑神经胶质细胞、心肌细胞和大、中动脉内细胞的老化过程，预防动脉粥样硬化，改善心、脑和血管功能。

【应　用】

1. 脑肿瘤：魔芋30克，苍耳草、贯众各20克，蒲黄、重楼各15克。煎服，每日1剂，连服10～30剂。

2. 宫颈癌：魔芋30克，阿魏10克，芙蓉叶20克，穿心莲12克。煎服，每日1剂，连服30～60剂。

§ 薯蓣（山药）

【基　源】　山药为薯蓣科植物薯蓣的块状根茎。

【原植物】　别名：怀山药、山药蛋、毛山药。缠绕草质藤本。块茎肉质，生须根。茎右旋带紫红色，叶互生，中部以上对生，少有3叶轮生，叶腋内常生有珠芽。叶卵状三角形或戟形，先端渐尖，基部心形，边缘3裂。花小，黄绿色，单性，雌雄异株；穗状花序细长腋生。苞片和花被片有紫褐色斑点。蒴果三棱状扁圆形，有白粉。种子四周有膜质翅。花期6～9月。果期7～11月。

【生境分布】　野生或栽培于山地、平原向阳处。全国各地有栽培。

【采收加工】　秋、冬季挖取块茎，水浸后，刮去外皮，晒干。

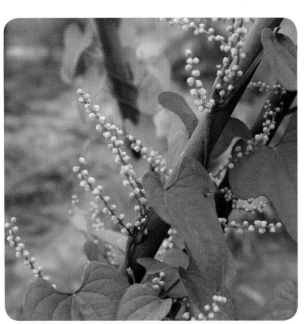

【性状鉴别】　本品毛山药略呈圆柱形，稍扁而弯曲，长15～30厘米，直径1.5～6厘米。表面黄白色或浅棕黄色，有明显纵皱及栓皮未除尽的痕迹，并可见少数须根痕，两头不整齐。质坚实，不易折断，断面白色，颗粒状，粉性，散有浅棕黄色点状物。无臭，味甘，微酸，嚼之发粘；光山药呈圆柱形，两端齐平，长7～16厘米，直径1.5～3厘米，粗细均匀，挺直。表面光滑，洁白，粉性足。

【性味功能】　味甘、性平。有健脾，补肺，固肾，益精的功能。

【炮　制】

净制：拣去杂质，用水浸泡至山药中心部软化为度，捞出稍晾，切片晒干或烘干。

炒制：先将麸皮均匀撒布于热锅内，待烟起，加入山药片拌炒至淡黄色为度，取出，筛去麸皮，放凉。

【主治用法】　用于脾虚久泻，慢性肠炎，肺虚喘咳，慢性肾炎，糖尿病，遗精，遗尿，白带。用量15～30克。

【现代研究】

1. 化学成分　本品含薯蓣皂甙元，多巴胺，盐酸山药碱，多酚氧化酶，尿囊素，又含糖蛋白，儿茶酚胺，以及胆甾醇，麦角甾醇，菜油甾醇，豆甾醇，β-谷甾醇等成分。

2. 药理作用　本品具有降血糖作用，耐缺氧、止泻、祛痰作用，并有刺激小肠运动、促进肠道内容物排空作用助消化作用，且能增强免疫功能。

【应　用】

1. 脾胃虚弱，饮食减少，体倦神疲：山药、白术、莲子肉、党参。水煎服。

2. 遗精、盗汗：山药、熟地、山萸肉。水煎服。

3. 脾虚泄泻，大便稀溏：山药、党参、白术、茯苓、苡仁。水煎服。

4. 糖尿病：山药、生地各15克，黄芪12克，天花粉6克，麦冬9克。水煎服。

§ 百合

【基　源】　本品为百合科植物百合的干燥肉质鳞叶。

【原植物】　鳞茎球形，直径3～5厘米；鳞片披针形，无节，白色。有的有紫色条纹，有的下部有小乳头状突起。叶散生，倒披针形或倒长卵形，长7～15厘米，宽1～2厘米，先端渐尖，基部渐狭，全缘，无毛。花单生或几朵排成近伞形；花喇叭状，有香气，乳白色，稍带紫色，无斑点，向外张开或先端外弯而不卷。蒴果矩圆形，有棱，种子多数。花期5～6月，果期9～10月。

【生境分布】 生于山坡、灌木林下、路边或溪旁或石缝中。分布于全国大部分省区。

【采收加工】 7～9月，挖取根茎，剥取鳞叶，置沸水中略烫后，晒干或烘干。

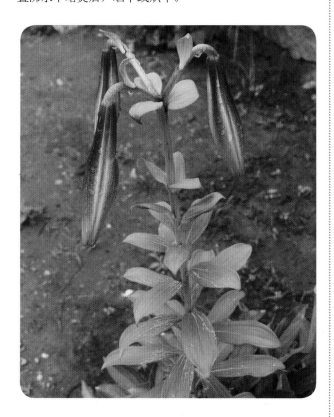

【性状鉴别】 本品鳞叶呈长椭圆形，顶端尖，基部较宽，微波状，向内卷曲，长1.5～3厘米，宽0.5～1厘米，厚约4毫米，有脉纹3～5条，有的不明显。表面白色或淡黄色，光滑半透明，质硬而脆，易折断，断面平坦，角质样，无臭，味微苦。

【炮　制】

百合：拣去杂质、黑瓣，簸除灰屑。

蜜百合：取净百合，加炼熟的蜂蜜与开水适量，拌匀，稍闷，置锅内用文火炒至黄色不沾手为度，取出，放凉。

【性味功能】 味微苦，性平。有养阴润肺、清心安神的功能。

【主治用法】 用于阴虚久咳，痰中带血、虚烦惊悸、失眠多梦。用量6～12克。

【现代研究】

1. 化学成分 本品含有秋水仙碱等多种生物碱及淀粉、蛋白质、脂肪等，岷江百合甙A、天等成分。

2. 药理作用 本品具有镇咳、祛痰、镇静、滋阴润肺、耐缺氧、强壮、抗癌作用，且对肾上腺皮质功能衰竭起显著性的保护作用。

【应　用】

1. 咳嗽，痰多：百合、贝母、梨，水煎服。

2. 失眠心悸：百合、酸枣仁、五味子，水煎服。

3. 胃脘胀痛：百合、山药、山楂、大枣，水煎服。

6 麝香百合（百合）

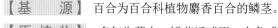

【基　源】 百合为百合科植物麝香百合的鳞茎。

【原植物】 多年生草本。鳞茎近球形，白色或黄色。茎高45～90厘米，绿色，基部为淡红色。叶互生，披针形或长圆状披针形，先端渐尖，全缘，两面无毛。花单生或2～3朵，极芳香；苞片披针形至卵状披针形；花喇叭形，白色，基部带绿色，蜜腺两边无乳头状突起；蒴果，长圆形。花期6～8月。果期8～9月。

【生境分布】 生于向阳山坡。分布于台湾、广东，广西等省区；有栽培。

【采收加工】 鳞茎繁殖2年后秋季采收，洗净、在鳞茎上部横切一刀，鳞片即散开，用开水烫或蒸5～10分钟，至百合边缘柔软或背面有极小的裂纹时，迅速捞出，用清水洗净去黏液，摊开晒干。

【炮　制】

百合：拣去杂质、黑瓣，簸除灰屑。

蜜百合：取净百合，加炼熟的蜂蜜与开水适量，拌匀，稍闷，置锅内用文火炒至黄色不沾手为度，取出，放凉。

【性味功能】 味微苦，性平。有养阴润肺，清心安神的功能。

【主治用法】 用于阴虚久咳，痰中带血，虚烦惊悸，失眠多梦，精神恍惚。用量6～12克。

【现代研究】

1. 化学成分 本品含有多种类胡萝卜素，其中大部分是顺花药黄质酯。

2. 药理作用 本品具有镇咳、祛痰、镇静、滋阴润肺作用，并有耐缺氧和抗癌作用。

【应　用】

1. 阴虚久咳，痰中带血：百合、款冬花等分。研末，姜汤咽下。

2. 神经衰弱，心烦失眠：百合、酸枣仁各15克，远志9克。水煎服。

3. 肺病吐血：鲜百合捣汁，和水饮之，亦可煮食。

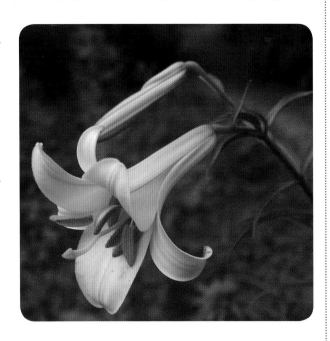

§ 山丹（百合）

【基　　源】　百合为百合科植物山丹的干燥鳞茎。

【原 植 物】　草本，高30～60厘米。鳞茎圆锥形或长卵形，白色。茎高15～60厘米，有小乳头状突起，有的带紫色条纹。叶线形，密集，互生，无柄，窄条形，先端锐尖。花1～3朵，下垂，鲜红色或紫红色，花被片长反卷，无斑点或有少数斑点；蒴果近球形，直径1.7～2.2厘米。花期6～8月，果期8～9月。

【生境分布】　生于向阳山坡；或有栽培。分布于黑龙江、吉林、辽宁、河北、河南、山东、山西、内蒙古、陕西、宁夏、甘肃、青海等省区。

【采收加工】　7～9月地上部枯萎时，挖取鳞茎，除去地上部分，洗净，剥取鳞叶；或于近鳞茎基部横切一刀，鳞叶自然分开，置沸水中略烫后，晒干、烘干或用硫磺熏后晒干。生用或蜜炙百合用。

【性状鉴别】　本品鳞叶顶端尖，基部较宽，微波状，向内卷曲长约5.5厘米，宽约2.5厘米，厚至3.5毫米，色较暗，脉纹不太明显。易折断，断面平坦，角质样。无臭，味微苦。

【炮　　制】

百合：拣去杂质、黑瓣，簸除灰屑。

蜜百合：取净百合，加炼熟的蜂蜜与开水适量，拌匀，稍闷，置锅内用文火炒至黄色不沾手为度，取出，放凉。

【性味功能】　味微苦，性平。有养阴润肺，清心安神的功能。

【主治用法】　用于阴虚久咳，痰中带血，虚烦惊悸，失眠多梦，精神恍惚。用量6～12克。

【现代研究】

1. 化学成分　本品含有岷江百合甙A、D，3，6'-O-二阿魏酰蔗糖，1-O-阿魏酰甘油，1-O-对-香豆酰甘油，26-O-β-天-吡喃葡萄糖基-奴阿皂甙元-3-O-α-1-吡喃鼠李糖基-（1→2）-O-[β-天-吡喃葡萄糖基（1→4）]-β-天-吡喃葡萄糖甙等成分。

2. 药理作用　本品具有镇咳、祛痰、镇静、滋阴润肺、耐缺氧、强壮、抗癌作用，且对肾上腺皮质功能衰竭起显著性的保护作用。

【应　　用】

同麝香百合。

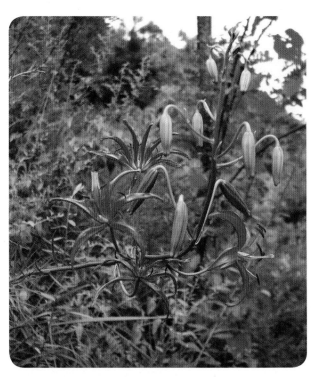

§ 卷丹（百合）

【基　　源】　百合为百合科植物卷丹的鳞茎。

【原植物】　多年生草本。鳞茎宽卵状扁球形，白色，鳞片叶宽卵形。茎直立，常带紫色条纹，具白色毛。叶互生，长圆状披针形或披针形，两面近无毛，叶缘具乳头状突起，上部叶腋具珠芽。花3～6朵或更多，苞片叶状，卵状披针形；花下垂，花被片披针形，反卷，橙红色，具紫黑色斑点；雄蕊6，淡红色；子房圆柱形，3裂。蒴果，狭长卵形。花期7～8月，果期8～10月。

【生境分布】　生于山坡草地、林缘路旁，或有栽培。分布于河北、山西、甘肃、青海、河南、山东及长江以南各省区。

【采收加工】　7～9月植物枯萎时，挖取鳞茎，除去地上部分，洗净，剥取鳞叶，置沸水中稍烫后，晒干、烘干或硫磺熏后晒干。生用或密炙百合用。

【性状鉴别】　本品鳞叶顶端尖，基部较宽，微波状，向内卷曲，长2～3.5厘米，宽1.5～3厘米，厚1～3厘米，表面乳白色或淡黄棕色，有纵直的脉纹3～8条，质硬而脆；易折断，断面平坦，角质样。无臭，味微苦。

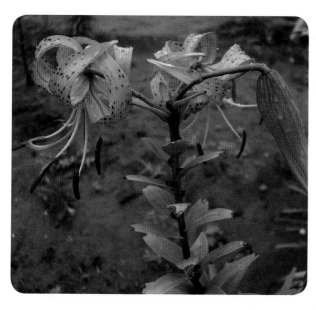

【性味功能】　味微苦，性平。有养阴润肺，清心安神的功能。

【炮　制】　百合：拣去杂质、黑瓣，簸除灰屑。
蜜百合：取净百合，加炼熟的蜂蜜与开水适量，拌匀，稍闷，置锅内用文火炒至黄色不沾手为度，取出，放凉。

【主治用法】　用于阴虚久咳，痰中带血，虚烦惊悸，失眠多梦，精神恍惚。用量6～12克。

【现代研究】

1. 化学成分　本品含有岷江百合甙A、D，3，6′-O-二阿魏酰蔗糖，1-O-阿魏酰甘油，1-O-对-香豆酰甘油，26-O-β-天-吡喃葡萄糖基-奴阿皂甙元-3-0-α-1-吡喃鼠李糖基-(1→2)-β-天-吡喃葡萄糖甙，蛋白质，脂肪，维生素B1，B2等成分。

2. 药理作用　本品具有镇咳、祛痰、镇静、滋阴润肺、耐缺氧、强壮、抗癌作用，且对肾上腺皮质功能衰竭起显著性的保护作用。

【应　用】
同麝香百合。

9 草石蚕

【基　源】　本品为唇形科植物草石蚕的块茎或全草。

【原植物】　别名：阴石蕨。多年生草本。根状茎匍匐，其上密集须根及在顶端有球状肥大块茎的横走小根状茎；茎高30～120厘米，在棱及节上有硬毛。叶对生；叶柄长1～3厘米；叶片卵形或长椭圆状卵形，长3～12厘米，宽1.5～6厘米，先端微锐尖或渐尖，基部平截至浅心形，边缘有规则的圆齿状锯齿，两面被贴生短硬毛；轮伞花序通常6花，多数远离排列成长5～15厘米，顶生假穗状花序；小苞片条形，具微柔毛；花萼狭钟状，连齿长约9毫米，外被具腺柔毛，10脉，齿5，三角形，具刺尖头；花冠粉红色至紫红色，长约1.2厘米，筒内具毛环，上唇直立，下唇3裂，中裂片近圆形。小坚果卵球形，黑褐色，具小瘤；花期7～8月，果期9月。

【生境分布】　生长于水边或湿地。分布于河北、山西、江苏、安徽、四川、浙江等地（区）。

【采收加工】　春、秋采收，挖取块茎。洗净，晒干。

【性状鉴别】　根茎多呈纹外向锤形，顶端有的呈螺旋状，两头略尖，长1.5～4厘米，直径3～7毫米。表面棕黄色，多皱缩，扭曲，具5～15个环节，节间可见点状芽痕及根痕。质坚脆，易折断，断面平坦，白色。气微，味微甘。用水浸泡后易膨胀，节结明显。

【性味功能】　味甘、微辛，性平。有疏散风热，补虚益肺的功能。

【主治用法】　用于风湿痹痛，湿热黄疸，咳嗽，哮喘，肺痈，乳痈，牙龈肿痛，白喉，淋病，带下，蛇伤。块茎30～60克，全草15～30克，煎服。

【现代研究】

1. **化学成分** 全草含水苏碱、胆碱、水苏糖。

2. **药理作用** 草石蚕所含之水苏碱略有甜味，无甚药理作用，口服后原形自小便排出。它能减慢蛙心的收缩频率。

【应　用】

1. 中风口眼外斜、瘫痪及气血虚弱、头痛头眩：草石蚕干全草为末，每次5克，泡酒服。

2. 风湿性关节酸痛或腰背风湿痛：草石蚕干全草200克，浸酒500毫升，频服。

【注意】 因虚劳引致瘫痪者不可用。脏寒者忌用，多服令人泻。

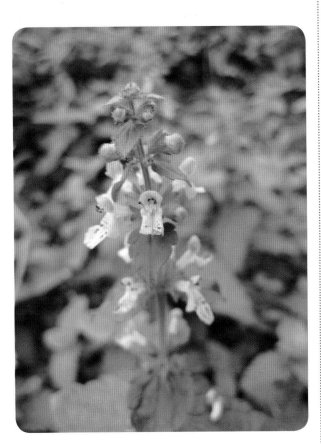

 竹笋

【基　源】 本品为禾本科植物芦竹的嫩苗。

【原植物】 多年生草本。具根茎，须根粗壮。

秆直立，高2～6米，径1～1.5厘米，常具分枝。叶鞘较节间为长，无毛或其颈部具长柔毛，叶舌膜质，截平，长约1.5毫米，先端具短细毛；叶片扁平，长30～60厘米，宽2～5厘米，嫩时表面及边缘微粗糙。圆锥花序较紧密，长30～60厘米，分枝稠密，斜向上升，小穗含2～4花；颖披针形，长8～10毫米，具3～5脉；外稃亦具3～5脉，中脉延伸成长1～2毫米的短芒，背面中部以下密被略短于稃体的白柔毛，基盘长约0.5毫米，内稃长约为外稃的一半。花期10～12月。

【生境分布】 生于溪旁及屋边较潮湿的深厚的土壤处，分布于西南、华南及江苏、浙江、湖南等地。

【采收加工】 春季采收，洗净，鲜用。

【性味功能】 味苦，性寒。有清热泻火的功能。

【主治用法】 主治肺热吐血，骨蒸潮热，头晕，热淋，**聤**耳，牙痛。内服：煎汤，鲜品用量15～60克；或捣汁，或熬膏。外用：适量，捣汁滴耳。

【应　用】

1. 肺热吐血：芦竹笋500克。捣取汁加白糖服。

2. 中耳炎：芦竹笋捣汁加冰片滴耳心。

3. 用脑过度，精神失常：芦竹笋熬膏加白糖服，每服一茶匙。

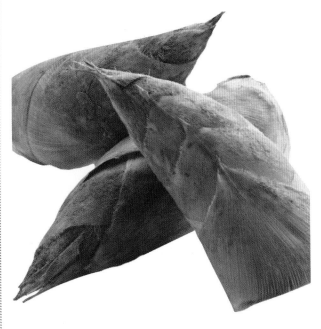

茄（茄根）

【基　源】　茄根为茄科植物茄的根。

【原植物】　草本。小枝紫色，被星状绒毛，有皮刺。叶互生，卵形至长圆状卵形，顶端钝，基部歪斜，边缘波状或裂，具星状柔毛。能孕花单生，被密毛，花后下垂，不孕花蝎尾状与能孕花并出；花萼钟状，有小皮刺，顶端5裂；花冠辐状，紫兰色，被星状毛。浆果大，圆形或圆柱形，紫色或白色，萼宿存。花期6～8月，果期7～10月。

【生境分布】　全国各地区有栽培。

【采收加工】　9～10月，植株枯萎时，挖取根部，晒干。

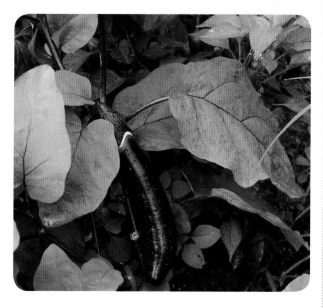

【性状鉴别】　干燥的茎多已切成小段，根为须状，通常弯曲错综，主根不明显，质坚实，易折断，断面黄白色，中心为木质部。茎圆柱形或扁压状圆柱形，有分枝，

切断的枝条长12～20厘米，表面棕灰色，光滑，除具细密的细纵皱纹外，并散布黄白色的点状皮孔，叶痕半月形，微隆起，每个叶痕上有残存的枝条或枝痕。质轻而坚硬，不易折断，断面黄白色，不平坦，纤维性，中央有空穴，气微弱。以干燥、无叶者为佳。

【性味功能】　味甘、淡，性平。有清热利湿，驱风止咳，收敛止血的功能。

【主治用法】　用于风湿性关节炎，老年慢性气管炎，小儿麻痹症，水肿，久嗽，久痢，白带，遗精，尿血，便血等症。用量9～18克。水煎服。

【现代研究】

1. 化学成分　含胡芦巴碱、水苏碱、胆碱、龙葵碱等多种生物碱。种子中龙葵碱的含量最高，为1.2%～1.5%。果皮含色素茄色甙、紫苏甙，以及飞燕草素-3-葡萄糖甙，飞燕草素-3,5-二葡萄糖甙等，另外，茄子中还含有苹果酸（malicacid）和少量枸橼酸（citricacid）。

2. 药理作用　果、叶（新鲜或干燥后之粉末）口服或注射其提取物，能降低兔与人的血胆甾醇水平，并有利尿作用。

【应　用】

1. 关节炎：茄根150克，酒水炖服。

2. 冻伤：茄根适量，水煎洗敷患处。

3. 慢性气管炎：茄根，制成糖浆。

4. 久痢不止：茄根烧灰，石榴皮，研末，以沙糖水冲服。

葫芦

【基　源】　本品为葫芦科一年生攀援草本植物瓢瓜的干燥果皮。

【原植物】 别名：陈葫芦、葫芦壳、陈壶卢瓢。一年生攀援草本，有软毛；卷须2裂。叶片心状卵形至肾状卵形，长10～40厘米，宽与长近相等，稍有角裂或3浅裂，顶端尖锐，边缘有腺点，基部心形；叶柄长5～30厘米，顶端有2腺点。花1～2果生于叶腋，雄花的花梗较叶柄长，雌花的花梗与叶柄等长或稍短；花萼长2～3厘米，落齿锥形；花冠白色，裂片广卵形或倒卵形，长3～4厘米，宽2～3厘米，边缘皱曲，顶端稍凹陷或有细尖，有5脉；子房椭圆形，有绒毛。果实光滑，初绿色，后变白色或黄色，长数十厘米，中间缢细，下部大于上部；种子白色，倒卵状椭圆形，顶端平截或有2角。花期6～7月，果期7～8月。

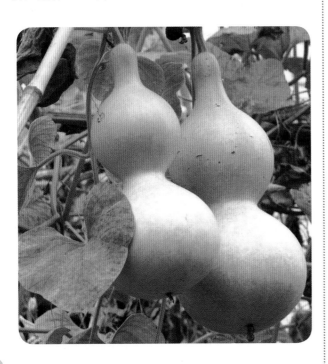

【生境分布】 全国大部分地区均有栽培。

【采收加工】 秋末或冬初，采取老熟果实，打碎，除去果瓢及种子，晒干。

【性味功能】 味甘，性平。有利水消肿的功能。

【主治用法】 用于面目浮肿大腹水肿脚气肿胀等。15～30克，煎服。

【应用】

1. 肾炎水肿：葫芦壳24克，半枝莲15克，冬瓜皮50克，水煎服。

2. 肺炎：葫芦子（捣碎）、鱼腥草各15克，水煎服。

3. 肝硬化：陈葫芦皮30克（存放15年以上者为佳），黄豆120克，红枣40枚，水煎加适量红糖，口服，每日1剂，

40日为1个疗程，间隔10日再服1个疗程。

4. 急、慢性肾炎、泌尿道感染：葫芦175克，一枝黄花300克，白茅根、车前草各150克，马鞭草、白前各75克，水煎浸膏制成片剂，每片0.3克，每次6～8片，每日3次。

【注意】 中寒者忌服

6 冬瓜（冬瓜皮，冬瓜子）

【基源】 冬瓜皮为葫芦科植物冬瓜的干燥外层果皮；冬瓜子为其种子。

【原植物】 一年生攀援草本。密生黄褐色刺毛，卷须2～3分叉。叶互生，5～7掌状浅裂达中部，五角状宽卵形或肾状，先端尖，基部心形，边缘有细锯齿，两面有粗硬毛。花雌雄同株，腋生；花萼管状，5裂，反曲，边缘有齿；花冠黄色，长卵形，白色或黄白色，扁平，花期5～6月。果期7～9月。

【生境分布】 全国各地均有栽培。

【采收加工】 冬瓜皮：削取果皮，晒干。冬瓜子：成熟种子，晒干。

【性状鉴别】 本品果皮为不规则的薄片，通常内卷或筒状或又筒状，大小不一。外表面黄白色至境绿色，光滑或被白粉。内表面较粗糙，有筋状维管束。体轻而脆，易折断。气微，味淡。

【炮制】 收集削下的外果皮，晒干。

【性味功能】 冬瓜皮：味甘，性凉。有清热利尿，消肿的功能。

冬瓜子：有清热化痰，消痈排脓，利湿的功能。

【主治用法】

冬瓜皮：用于水肿胀痛，小便不利，暑热口渴，小便短赤、淋痛。

冬瓜子：用于痰热咳嗽，肺脓疡，咳吐脓血，淋浊，白带。

【现代研究】

1. 化学成分 本品含挥发性成分：E-2-己烯醛，正己烯醛，又含三萜类化合物：己酸异多花独尾草烯醇酯，粘霉烯醇，胆甾醇衍生物，另含维生素B₁、B₂、C，烟酸，有机酸，淀粉，以及钠、钾、钙、铁、锰、锌等无机元素。

2. 药理作用 本品具有利尿作用。

【应　用】

1. 痰热咳嗽：冬瓜仁、杏仁各9克，前胡、川贝各6克。水煎服。

2. 小便不利：冬瓜皮、赤小豆、生苡仁，水煎服。

3. 急性肾炎水肿：冬瓜皮、鲜茅根各30克。水煎服。

4. 肺脓疡：冬瓜子、芦根、薏苡仁各30克，金银花15克，桔梗9克。水煎服。

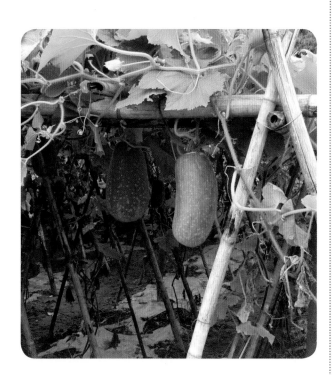

§南瓜（南瓜子）

【基　源】　南瓜子为葫芦科植物南瓜的种子。

【原植物】　一年生草质藤本。茎具棱，有粗毛。单叶互生，宽卵状心形，先端钝，基部深心形，边缘具有规则锯齿，具粗毛。花单性，雌雄同株；花萼5裂，裂片顶端扩展成叶状；花冠黄色，花瓣5，先端反曲，边缘皱折。果实扁圆形或壶形，果柄具角棱，基部膨大。种子卵形，黄白色，扁而薄。花期6～8月。

【生境分布】　全国各地广泛栽培。

【采收加工】　秋季采摘成熟果实，取出种子，洗净晒干。

【性状鉴别】　本品呈扁圆形，长1.2～1.8厘米，宽0.7～1厘米。表面淡黄白以至淡黄色，两面平坦而微隆起，边毋稍有棱，一端略尖，先端有珠孔，种脐稍突起或不明显。除去种皮，有黄绿色薄膜状胚乳。子叶2枚，黄色，肥厚，有油性。气微香，味微甘。

【炮　制】　洗净，晒干。

【性味功能】　味甘，性温。有驱虫，通乳的功能。

【主治用法】　用于绦虫病，血吸虫，蛲虫，产后乳汁不下等。用量60～120克。水煎服。

【现代研究】

1. 化学成分　本品含油，其中主要脂肪酸为亚油酸，油酸，棕榈酸及硬脂酸，还有亚麻酸，肉豆蔻酸，南瓜子氨酸，还含类脂成分，内有三酰甘油，三酰甘油，单酰胆碱等。

2. 药理作用　本品具有驱虫作用和抗日本血吸虫作用。

429

【应　用】

1. 绦虫病：南瓜子60克，研末，空腹服，2小时后服槟榔煎剂，30分钟后服硫酸镁25克。

2. 烧烫伤：鲜南瓜子，捣烂敷患处。

3. 产后缺乳，产后水足肿：南瓜子，炒熟，水煎服。

4. 百日咳：南瓜子，炒黄研粉，砂糖水调服。

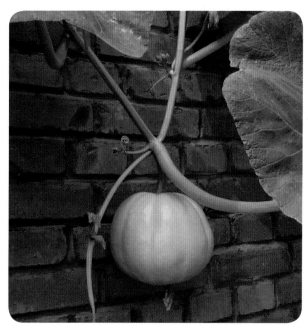

§广东丝瓜（丝瓜络）

【基　源】　丝瓜络为葫芦科植物广东丝瓜的成熟果实的维管束。

【原植物】　别名：棱丝瓜、棱角丝瓜。一年生攀援草本，全株有柔毛。茎细长，有棱，生粗毛，卷须有裂。叶互生，三角状或近心形，掌状3～5裂，花单性，雌雄同株；雄花聚成总状花序，先开放；雌花单生；花萼5深裂；花冠黄色、淡黄色，先端5深裂，果实有明显的棱角。种子扁，有网纹或雕纹，边缘无狭翅。花期6～8月。果期8～10月。

【生境分布】 全国各地均有栽培。

【采收加工】 夏、秋季采摘成熟果，除净果皮及果肉，晒干。

【性状鉴别】 与丝瓜比较，果实具明显的棱角。

【炮　　制】 除去残留种子及外皮，切段。

【性味功能】 味甘，性平。有通经活络，清热化痰的功能。

【主治用法】 用于痹痛拘挛，胸胁胀闷，肢体酸痛，肺热咳痰，闭经，乳汁不通，乳腺炎，水肿等症。用量4.5～9克，（鲜品60～120克）。外用适量。

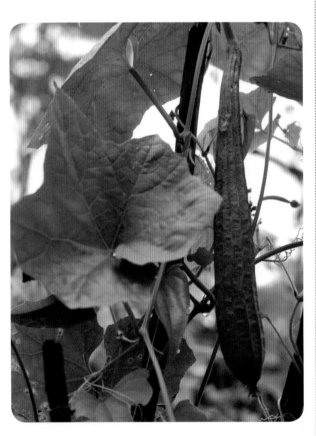

【现代研究】

1. 化学成分　本品果实含三萜皂甙成分以及丙二酸、枸橼酸等脂肪酸。

2. 药理作用　粤丝瓜全植物有杀昆虫作用。果实对鱼毒性很大，未发现有鱼藤酮，但含有氢氰酸。

【应　　用】

1. 小儿急性支气管炎：丝瓜络15克，苇茎、薏苡仁、冬瓜仁、桃仁。水煎服。

2. 跌打损伤、肿痛：丝瓜络、橘络、枳壳、白芍各9克，白蔻壳1.5克，柴胡、乳香、没药各6克。水煎服。

3. 风湿关节痛、肌肉痛：丝瓜络、防己、桑枝。水煎服。

4. 夏季外感暑湿：丝瓜络、冬瓜皮、生苡仁各30克。水煎服。

9 丝瓜（丝瓜络）

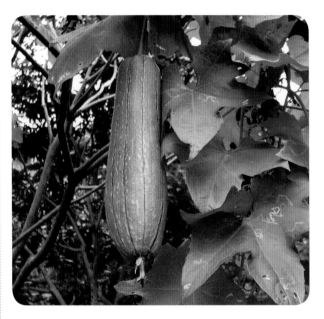

【基　　源】 丝瓜络为葫芦科植物丝瓜的成熟果实维管束。

【原 植 物】 一年生攀援草本。茎细长，粗糙有棱角，卷须3裂。叶互生，三角形或近圆形，裂片三角形，基部心形，有波状浅齿。花单性，雌雄同株；雄花聚成总状花序，先开放；雌花单生，有长柄。瓠果长圆柱形，下垂，幼时肉质，有纵向浅沟或条纹，黄绿色，内有坚韧网状丝络。种子长卵形，扁压，黑色，边缘有狭翅。花期5～7月。果期6～9月。

【生境分布】 全国各地均有栽培。

【采收加工】 夏秋季果皮变黄采摘，除净果皮及果肉，取净种子，晒干。

【性状鉴别】 本品为丝状维管束交织而成，多呈长棱形或长圆筒形，略弯曲，长30～70厘米，直径7～10厘米。表面淡黄白色。体轻，质韧，有弹性，不能折断。横切面可见子房3室，呈空洞状。气微，味淡。

430

【炮　制】　除去残留种子及外皮，切段。

【性味功能】　味甘，性平。有通经活络，清热化痰，活血，祛风的功能。

【主治用法】　用于痹痛拘挛，胸胁胀闷，乳腺炎，乳汁不通，肺热咳痰，肢体酸痛，妇女闭经，水肿等症。水煎服。外用适量4.5～9克。

【现代研究】

1. 化学成分　丝瓜的果实含皂甙、丝瓜苦味质、多量粘液与瓜氨酸。籽苗含葫芦素。丝瓜的汁液含皂甙、粘液、木聚糖、脂肪、蛋白质、维生素。

2. 药理作用　本品有抗坏血病、抗病毒、抗过敏以及健脑美容等作用。

【应　用】

同广东丝瓜。

₷ 黄瓜

【基　源】　本品为葫芦科一植物黄瓜的果实。

【原植物】　别名：胡瓜、王瓜、刺瓜。一年生蔓生或攀援草木。茎细长，具纵棱，被短刚毛，卷须不分枝。瓠果，狭长圆形或圆柱形。嫩时绿色，成熟后黄色。花、果期5～9月。黄瓜根系分布浅，再生能力较弱。茎蔓生长可达3米以上，有分枝。叶掌状，大而薄，叶缘有细锯齿。花通常为单性，雌雄同株。

【生境分布】　全国各地均产。

【采收加工】　7～8月间采收果实，鲜用。以新鲜、皮色青绿、身条细直、果肉脆嫩、汁多微甘者为佳。

【性味功能】　味甘，性凉。有清热解毒，利水消肿的功能。

【主治用法】　用于热病口渴，小便短赤，水肿尿少，水火烫伤，汗斑。用量10～60克，煮食或生啖。外用：浸汁、制霜或研末调敷。

【现代研究】

1. 化学成分　黄瓜含葡萄糖、鼠李糖、半孔糖、甘露糖、木糖、果糖以及芸香甙、异槲皮甙、精氨酸的葡萄糖甙等甙类。

2. 药理作用　葫芦素C在动物实验中有抗肿瘤作用，毒性较低。

【应　用】

1. 小儿热痢：嫩黄瓜同蜜食十余枚。

2. 水病肚胀至四肢肿：胡瓜一个，破作两片不出子，以醋煮一半，水煮一半，俱烂，空心顿服，须臾下水。

3. 咽喉肿痛：老黄瓜一枚，去子，入芒硝填满，阴干为末，每以少许吹之。

【注意】　黄瓜性凉，胃寒患者食之易致腹痛泄泻。

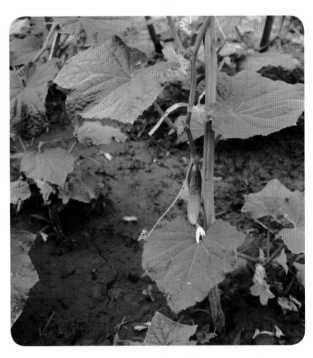

₷ 苦瓜

【基　源】　本品为葫芦科植物苦瓜的果实。

【原植物】　别名：凉瓜。根系发达，侧根较多，根群分布范围在1.3米以上，茎为蔓性，五棱，浓绿色，有绒毛，分枝力强，易发生侧蔓，侧蔓又发生孙蔓，形成枝叶繁茂的地上部。子叶出土，初生真生对生，盾形、绿色。真叶互生，掌状深裂，绿色，叶背淡绿色，5条放射叶脉，叶长18厘米，宽18～24厘米，叶柄长9～10厘米，柄上有沟。花为单性，雌雄异花同株。先发生雄花，后生雌花，单生。果实为浆果，表面有很多瘤状突起，果形有纺缍形、短圆锥形、长圆锥形等。皮色有绿色、绿白色和浓绿色，成熟时为橘黄色，果肉开裂，露出种子，种子盾形、扁、淡黄色，每果含有种子20～30粒，千粒重为150～180克。苦瓜整个生育过程需80～100天左右，在抽蔓期以前生长缓慢，绝大部分茎蔓在开花结果期形成。各节自下而上发生侧蔓，形成多级茎蔓。随着茎蔓生长，叶数和叶面积不断增加，在单株叶面积中，其开花结果期就占95%，由此可见，同化器官是在开花结果中后期形成。一般植株在第4～6节发生第一雄花；第8～14节发生第一雌花，通常间隔3～6节发生一个雌花，但在主蔓50节之前一般具有6～7个雌花者居多。从调整植株营养来看，除去侧蔓，有利于集中养分，提高主蔓的雌花座果率。

【生境分布】 全国各地均有栽培，分布于广东、广西、福建等地。

【采收加工】 秋后采取，切片晒干或鲜用。

【性味功能】 味苦，性寒。有清热涤暑，明目，解毒的功能。

【主治用法】 用于暑热烦渴，消渴，赤眼疼痛，痢疾，疮痈肿毒。用量6～15克，煎汤内服；或煅存性研末，开水冲服。外用：适量，捣烂敷。

【现代研究】

1. 化学成分 果实含苦瓜甙，是β－谷甾醇－β－天－葡萄糖甙和5，25－豆甾二烯醇－3－葡萄糖甙的等分子混合物。尚含5～羟基色胺和多种氨基酸如谷氨酸、丙氨酸、β－丙氨酸、苯丙氨酸、脯氨酸、α－氨基丁酸、瓜氨酸、半乳糖醛酸、果胶。

2. 药理作用 具有降低血糖作用。正常和患有四氧嘧啶性糖尿病的家兔灌服苦瓜汁后，可使血糖明显降低。皮下注射垂体前叶浸膏引起高血糖的大鼠，灌服苦瓜汁的水提物也有降低血糖的作用。其降低血糖的作用包括对胰脏的及非胰脏的两种作用。

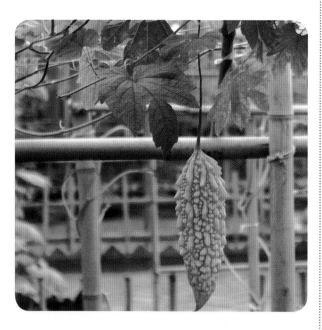

§ 紫菜

【基　源】 本品为红毛菜科植物甘紫菜的叶状体。生长于海湾内较平静的潮带岩石上。

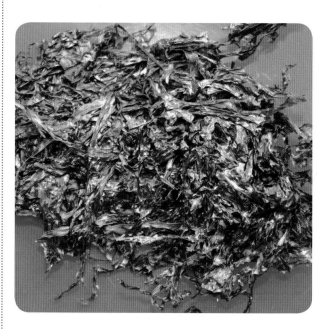

【原形态】 别名：索菜、子菜、紫英、紫奠。紫菜外形简单，由盘状固着器、柄和叶片3部分组成。叶片是由1层细胞（少数种类由2层或3层）构成的单一或具分叉的膜状体，其体长因种类不同而异，自数厘米至数米不等。含有叶绿素和胡萝卜素、叶黄素、藻红蛋白、藻蓝蛋白等色素，因其含量比例的差异，致使不同种类的紫菜呈现紫红、蓝绿、棕红、棕绿等颜色，但以紫色居多，紫菜因此而得名。紫菜的一生由较大的叶状体（配子体世代）和微小的丝状体（孢子体世代）两个形态截然不同的阶段组成。叶状体行有性生殖，由营养细胞分别转化成雌、雄性细胞，雌性细胞受精后经多次分裂形成果孢子，成熟后脱离藻体释放于海水中，随海水的流动而附着于具有石灰质的贝壳等基质上，萌发并钻入壳内生长。成长为丝状体。丝状体生长到一定程度产生壳孢子囊枝，进而分裂形成壳孢子。壳孢子放出后即附着于岩石或人工设置的木桩、网帘上直接萌发成叶状体。此外，某些种类的叶状体还可进行无性繁殖，由营养细胞转化为单孢子，放散附着后直接长成叶状体。单孢子在养殖生产上也是重要苗源之一。

【生境分布】 多生长在潮间带，主要分布于江苏、连云港以北的黄海和渤海海岸，有栽培者。另外常见的尚有分布于青岛以南沿海的圆紫菜或分布于浙江、福建、广东沿海的长紫菜等数种。

【采收加工】 每年11月至次年5月叶状体生长

期采收、晒干。

【性味功能】 味甘、咸，性寒。有化痰软坚，清热利湿的功能。

【主治用法】 用于瘿瘤，脚气，水肿，咽喉肿痛，咳嗽，烦躁失眠，小便淋痛，泻痢。用量9～12克，煎汤。

【应 用】

1. 瘿瘤、瘰疬和痰核肿块：紫菜15克，加水煎服；或用猪肉与紫菜煮汤，略加油、盐调味食。

2. 肺脓疡、支气管扩张，咳嗽痰稠或腥臭：紫菜15克，研成细末。每次5克，蜂蜜兑开水送服。

【注意】 多食令人腹胀腹痛、发气、吐白沫。

§ 石花菜

【基 源】 本品为红翎菜科植物琼枝的藻体。

【原形态】 别名：石华、海菜、琼枝、草珊瑚。

1. 石花菜：藻体红带紫色，软骨质，丛生，高10～20(～30)厘米，主枝亚圆柱形、侧扁，羽状分枝4～5次，互生或对生，分枝稍弯曲，也有平直，无规律，各分枝末端急尖，宽约0.5～2毫米。髓部为无色丝状细胞组成，皮层细胞产生许多根状丝，细胞内充满胶质。藻体成熟时在末枝上生有多数四分孢子囊，十字形分裂，精子囊和囊果均在末枝上生成，囊果两面突出，果孢子囊为棍棒状。藻体固着器假根状。

2. 细毛石花菜：藻体暗紫色，软骨质；丛生，高2～4（～6）厘米，初生枝匍匐生，自上长出次生枝，直立，圆柱状，线形，不规则羽状分枝，互生或对生，有时在同一节上生出2～3个以上的小分枝，枝端尖锐。四分孢子囊十字形分裂，生在枝端膨大处。固着器盘状。

3. 大石花菜：藻体红带紫色，软骨质，大而粗壮，高10～20厘米，也可达30厘米，羽状分枝3～4次，互生或对生，分枝线形，两侧略扁，较长而略向左右弯曲伸展，其上密生羽状小枝。髓部丝状体稀疏，下皮层丝状体密集。四分孢子囊生于小枝或小羽枝上，形成略膨起的圆形囊群，囊果生于小枝顶端下方，单条或分枝，中间膨起。固着器假根状。

【生境分布】 石花菜生长于低潮带的石沼中或水深6～10米的海底岩石上。细毛石花菜生长于中潮带盖有沙的岩石上。大石花菜生长于低潮带石上或外海岛屿干潮线以下数米深的岩礁上。分布于广东、海南岛沿海岸。

【采收加工】 每年3月入海采取，晒干。

【性味功能】 味甘、咸，性寒。有清肺化痰，清热燥湿，凉血止血的功能。

【主治用法】 用于肠炎腹泻，肾盂肾炎，瘿瘤，肿瘤，痔疮出血，慢性便秘。用量6～9克，煎服。

【现代研究】

1. 化学成分 含琼脂糖，琼脂胶，牛磺酸，N，N－二甲基牛磺酸，24－亚甲基胆甾醇，胆碱，维生素B2，及抗病毒多糖。

2. 药理作用 对高脂血症的大鼠有降低血清胆固醇的作用。

【应 用】

1. 热痰或燥痰咳嗽：石花菜60克，开水浸泡使软，微切碎；生姜10克，切成细粒。加适量醋、盐、熟油拌食。

2. 燥热便结、痔疮出血：石花菜250克，切碎，加水浸煮待化，捞出渣，加适量白糖，每次服1匙。

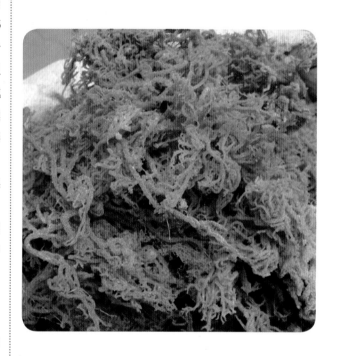

§ 睡菜

【基 源】 本品为龙胆科多年生草本植物睡菜的叶或全草。

【原形态】 多年生沼生植物。具长的匍匐根状茎，节上有膜质鳞片。叶为基生叶，托出水面；三出复叶，叶柄长12～30厘米，小叶无柄；叶片椭圆形，长2.5～8

厘米，宽 1.2 ～ 4 厘米，先端钝圆，基部楔形，全缘或边缘微波状，中脉明显。花茎由根茎中抽出，高 30 ～ 35 厘米，总状花序；花梗长 1 ～ 1.8 厘米，基部有一卵形的苞片；花萼筒甚短，长 4 ～ 5 毫米，5 深裂至基部，裂片卵形，花白色，花冠漏斗状，长 1.4 ～ 1.8 厘米，5 裂，裂片椭圆状披针形，上部内面具白色长流苏状毛；雄蕊 5，着生于花冠筒中部；子房椭圆形，无柄，花柱线形，柱头 2 裂。蒴果球形，长 6 ～ 7 毫米。种子膨胀，圆球形。花、果期 5 ～ 7 月。

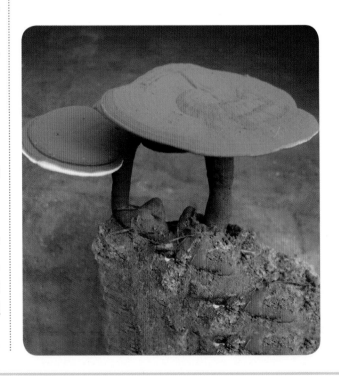

【生境分布】 生长于海拔 450 ～ 3600 米的沼泽中成群落生长。分布于云南、贵州、四川及东北等地。

【采收加工】 夏、秋间采收完整带柄的叶，晒干用。

【性味功能】 味甘、微苦，性寒。有安神除烦，健脾消食的功能。

【主治用法】 用于胃炎，消化不良，心悸失眠，湿热黄疸，胆囊炎，水肿，小便不利或赤热涩痛。6 ～ 12 克，煎服。

【现代研究】

1. 化学成分 叶含睡菜苦甙约 1%，尚含鞣质、脂肪油等。又含生物碱 0.035%，从中分出龙胆宁碱、龙胆次碱、欧龙胆碱、西藏龙胆碱。全草含芸香甙、金丝桃甙、车轴草甙番木鳖甙（即睡菜苦甙）、睡菜根甙乙、双氢睡菜根甙乙、睡菜根甙甲、开联番木鳖甙。

2. 药理作用 叶、根煎剂可作苦味健胃剂，并有泻下作用，大量可致吐；苦味与其中所含之睡菜苦苷有关。

【应 用】

1. 胃热口黏，食欲减退：睡菜叶 3 ～ 6 克（鲜草加倍），水煎服。

2. 烦躁失眠：睡菜叶 3 克，开水冲泡，睡前冷服一杯。

3. 心热口苦，小便色黄而少：睡菜叶 6 克，芦根 12 克，灯芯草 3 克，水煎服。

9 赤芝（灵芝）

【基 源】 灵芝为多孔菌科真菌赤芝的子实体。

【原植物】 别名：红芝。腐生真菌。子实体有柄，紫褐色，质坚硬，有光泽；菌盖（菌帽）半圆形至肾形，坚硬木质，由黄色渐变为红褐色，有环状棱纹和辐射状皱纹，边缘薄或平截。菌肉近白色或淡褐色。菌盖下面为白色，有细密菌管。孢子褐色，卵形，中央有一个大油滴。

【生境分布】 生于栎树或其他阔叶树根部枯干或腐朽的木桩上。分布于河北、山西、山东及长江以南各省区。有栽培。

【采收加工】 全年可采，晒干。人工培养者，待菌盖边缘没有浅白色时，子实体已成熟，即可采收，晒干或烘干。

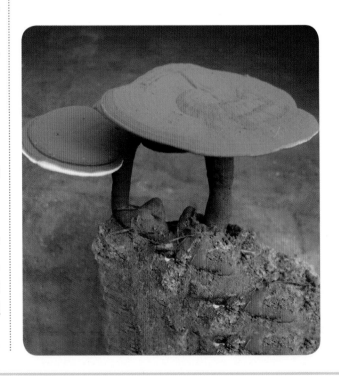

【性状鉴别】 本品菌盖半圆形，肾形或近圆形，木栓质，宽5～15厘米，厚0.8～1厘米，红褐色并有油漆光泽，菌盖上具有环状棱纹和辐射状皱纹，边缘薄，往往内卷。菌肉白色至淡褐色，管孔面初期白色，后期变浅褐色，褐色，子实体中等至较大或更大。

【性味功能】 味淡，性温。有安神健胃，滋补强壮的功能。

【主治用法】 用于神经衰弱，失眠，食欲不振，久病体虚、冠心病、高脂血症、慢性气管炎、慢性肝炎、白细胞减少症等。用量9～12克。水煎服，或浸酒饮。

【现代研究】

1. 化学成分 本品中含多糖、灵芝多肽、三萜类、蛋白质、甾类、甘露醇、香豆精苷、生物碱、有机酸以及微量元素克e、P、Fe、Ca等。

2. 药理作用 本品有抗肿瘤和免疫调节作用；有降血糖、保肝、抗衰老、抗炎镇痛、抗凝血等作用。

【应 用】

1. 急性传染性肝炎：灵芝15克，水煎服。

2. 神经衰弱，病后体弱：灵芝15克，蜂蜜20克，炖服。

3. 白细胞减少症：灵芝、糯米各等量，研末，红糖适量，开水送服。

4. 高血压、冠心病、高血脂症：灵芝9克，水煎服。

5. 肺癌：灵芝、紫草、铁包金、穿破石各9克，水煎服。

δ 紫芝（灵芝）

【基 源】 灵芝为多孔菌科真菌紫芝的子实体。

【原植物】 别名：玄芝。腐生真菌。子实体有柄，菌盖（菌帽）半圆形、肾形或不规则，木栓质，皮壳质坚硬，紫黑色至近黑色，菌肉及菌盖下面菌管均为紫褐色，具漆样光泽，有明显同心环沟和纵皱，边缘薄或钝。菌柄常侧生，圆柱形或略扁平，皮壳坚硬，与菌盖同色或具更深的色泽和光泽。孢子淡褐色。

【生境分布】 腐生于阔叶树的枯干、腐朽的木桩上，有时也生于竹类的枯死部分。分布于河北、山东、安徽、浙江、江西、福建、台湾、湖南、广东、广西等省、自治区。已有人工培养。

【采收加工】 全年可采，去土及杂质，阴干。

【性状鉴别】 本品菌盖木栓质，多呈半圆形至肾形，少数近圆形。表面黑色，具漆样光泽，有环形同心棱纹及辐射状棱纹。菌肉锈褐色。菌管管口与菌肉同色，管口圆形。菌柄侧生，黑色，有光泽。孢子广卵圆形，内壁有显著小疣。气特殊，味淡。

【炮 制】 采后洗去泥沙，晒干。

【性味功能】 味淡，性温。有安神健胃，滋补强壮的功能。

【主治用法】 用于神经衰弱，失眠，食欲不振，久病体虚及一些慢性疾病，如冠心病、高脂血症、慢性气管炎、慢性肝炎、白细胞减少症等。用量9～12克。水煎服，或浸酒饮。

【现代研究】

1. 化学成分 子实体及菌丝体含蛋白质、氨基酸、糖类、香豆素、甾体及三萜化合物。子实体并含油脂、挥发性及升华性物质。

2. 药理作用 本品有增强人体免疫；增强学习记忆；促进核酸、蛋白质的合成；有保肝、解毒和延缓细胞衰老等作用。

【应 用】
同赤芝。

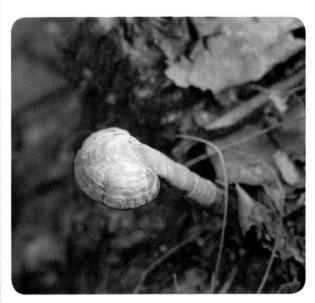

δ 木耳

【基 源】 本品为寄生真菌木耳科木耳的子实体。

【原植物】 别名：黑木耳。子实体形如人耳，

435

直径约10厘米，内面呈暗褐色，平滑外面淡褐色，密生柔软的短毛。湿润时呈胶质，干燥时带革质。不同大小的子实体簇生一丛。

【生境分布】　寄生于阴湿、腐朽的树干上，可人工栽培。分布于黑龙江、吉林、河北、陕西、甘肃、河南及长江以南大部分省区。

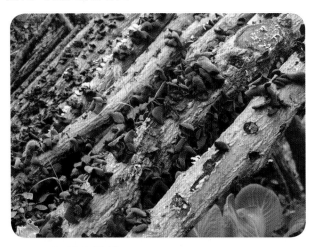

【采收加工】　夏、秋季采收，晒干。

【性状鉴别】　干燥的木耳呈不规则的块片，多卷缩，表面平滑，黑褐色或紫褐色；底面色较淡。质脆易折断，以水浸泡则膨胀，色泽转淡，呈棕褐色，柔润而微透明，表面有滑润的粘液。气微香。以干燥、朵大、肉厚、无树皮泥沙等杂质者为佳。

【炮　制】　将原药除去杂质，筛去灰屑。

【性味功能】　味苦、辛，性平。有健脾益气，祛痰除湿，止痢，止血的功能。

【主治用法】　用于痔疮、便血、脱肛、崩漏、高血压等。用量6～10克。

【现代研究】

1. 化学成分　本品含木耳多糖。还含麦角甾醇、原维生素、黑刺菌素等。生长在棉子壳上的木耳含氨基酸、蛋白质、脂质、糖、纤维素和胡萝卜素等。

2. 药理作用　本品抗凝血、抗血小板聚集作用；有升白细胞作用以及降血脂、抗动脉粥样硬化、延缓衰老、抗辐射和抗炎等作用。还有抗溃疡、降血糖、抗癌等作用。

【应　用】

1. 高血压，血管硬化，眼底出血：木耳3克，清水浸泡一夜，蒸1～2小时，加适量冰糖，于水煎服。

2. 痔疮出血，大便干结：木耳3～6克，柿饼30克，同煮烂做点心吃。

3. 月经过多，淋漓不止，赤白带下：木耳焙干研细末，以红糖汤送服，每次3～6克，每日2次。

6 蘑菇

【基　源】　本品为伞菌科植物蘑菇的子实体。

【原形态】　别名：肉蕈、蘑菇蕈。蘑菇是由菌丝体和子实体两部分组成，菌丝体是营养器官，子实体是繁殖器官。由成熟的孢子萌发成菌丝。菌丝为多细胞有横隔，借顶端生长而伸长，白色、细长，绵毛状，逐渐成丝状。菌丝互相缀合形成密集的群体，称为菌丝体。菌丝体腐生后，浓褐色的培养料变成淡褐色。蘑菇的子实体在成熟时很像一把撑开的小伞。

【生境分布】　生长于山坡草丛或旷野草丛中。全国各地均有栽培。

【采收加工】　多在秋、冬、春季栽培，成长后采集，除净杂质，晒干或烘干。

【性味功能】　味甘，性凉。有理气，开胃，化痰的功能。

【主治用法】　用于消化不良，高血压。用量6～10克，煎服。

【现代研究】

药理作用　本品培养液能抑制金黄色葡萄球菌、伤寒杆菌及大肠杆菌，提取物有降低血糖作用。

【应　用】

1. 脾虚气弱，食欲不振，身体倦怠，或妇女哺乳期间乳汁分泌减少：鲜蘑菇100克，菌盖撕成小块，菌柄切斜片；猪瘦肉200克，切片，用食油、盐炒至肉色变白，加水适量煮熟食。

2. 高血压：每天鲜品10两，分2次食用。

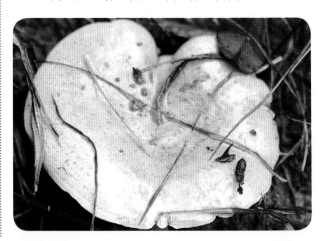

9 李（李仁）

【基源】 李仁为蔷薇科植物李的种仁。根、叶、果实也供药用。

【原植物】 落叶灌木。叶互生，近顶端有2～3腺体；叶长圆状倒卵形或椭圆状倒卵形，先端渐尖或短尖，基部楔形，边缘有重锯齿。花先叶开放，3花簇生；萼筒无毛萼片5，卵形，边缘有细齿；花瓣5，白色。核果卵球形，顶端尖，基部凹陷，有深沟，绿色、黄色或淡红色，有光泽，外被蜡粉，核有皱纹。种子1，扁长椭圆形。花期3～4月。果期5～7月。

【生境分布】 生于山坡、路旁、疏林，为栽培果树。除内蒙古、新疆、西藏外，全国各省区多有栽培。

【采收加工】 夏季采收果实，取种子，晒干。根全年可采，剥皮，晒干。叶夏秋间采，晒干。

【性状鉴别】 干燥种子呈扁平长椭圆形，长6～10毫米，宽4～7毫米，厚约2毫米，不甚饱满。内种皮褐黄色，有明显纵向皱纹。子叶两片，白色，含油脂较多。气微弱，味不苦。似甜杏仁味。以完整、干燥者为佳。

【性味功能】 味甘，苦，性平。有散瘀，利水，滑肠的功能。

【炮制】 除去杂质，生用捣碎或炒研。

【主治用法】 用于跌打损伤，瘀血，痰饮，咳嗽，水气肿满，大便秘结，虫蝎蜇伤。用量9～12克。外用适量。

【现代研究】

1. 化学成分 本品果实含赤霉素。还含胡萝卜类色素，如β-胡萝卜素、隐黄质、叶黄素、堇黄质及新黄质，并含维生素A。

2. 药理作用 暂无。

【应用】

蝎、蜂蜇伤：李仁捣烂外敷。

附注：根味苦，性寒。有清热止渴，镇痛解毒，利湿的功能。用于淋痛，痢疾，牙痛，丹毒，消渴。用量9～15克。叶味甘，酸，性平。用于小儿壮热，惊痫，水肿，金疮。用量6～9克。果实味苦，酸，性微温。有清肝祛热，生津利水的功能。用于虚劳骨蒸，消渴，腹水。用量15～30克。

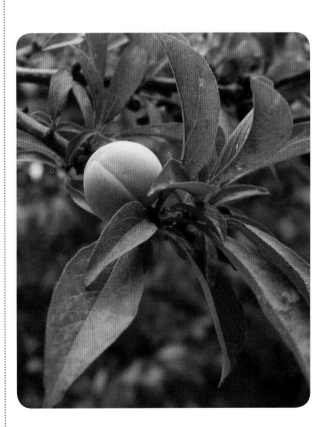

9 杏（苦杏仁）

【基源】 苦杏仁为蔷薇科植物杏的干燥成熟种子。

【原植物】 落叶乔木。叶互生，宽卵圆形，先端短尖，基部近心形，边缘钝齿。花先叶开放，单生于枝端；花瓣5，有短爪，白色或粉红色；雄蕊多数；雌蕊心皮1。核果卵圆形，黄色、黄红色，微带红晕。果肉多汁，不开裂。种子扁圆形有龙骨状棱，两侧有扁棱或浅沟。花期3～4月。果期4～6月。

【生境分布】 生于低山地或丘陵山地，多为栽培。以华北、西北和华东地区种植较多。

【采收加工】 夏季采收成熟果实，除去果肉及核壳，取出种子，晒干。

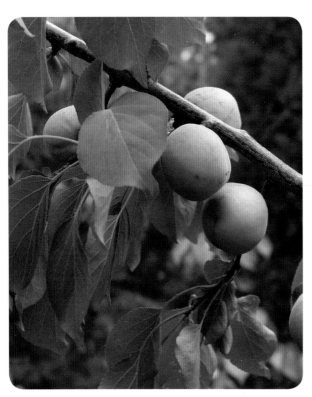

【性状鉴别】 本品干燥种子，呈心脏形略扁，长1～1.5厘米，宽约1厘米左右，顶端渐尖，基部钝圆，左右不对称。种皮红棕色或暗棕色，自基部向上端散出褐色条纹，表面有细微纵皱；尖端有不明显的珠孔，其下方侧面脊棱上，有一浅色棱线状的种脐，合点位于底端凹入部，自合点至种脐，有一颜色较深的纵线，是为种脊，种皮菲薄，内有乳白色肥润的子叶两片，富于油质，接合面中间，常有空隙，胚根位于其尖端，味苦。

【炮制】

杏仁：拣净杂质，置沸水中略煮，俟皮微皱起捞出，浸凉水中，脱去种皮，晒干，簸净。

炒杏仁：取净杏仁置锅内用文火炒至微黄色，取出放凉。

【性味功能】 味苦，性温，有小毒。有降气，止咳平喘，润肠通便的功能。

【主治用法】 用于咳嗽气喘，胸满痰多，血虚津枯，肠燥便秘等症。用量4.5～9克。

【现代研究】

1. 化学成分 本品含苦味氰甙：苦杏仁甙和野樱甙；脂肪酸，主要的是亚油酸，油酸及棕榈酸。还含绿原酸，新绿原酸，又含与杏仁香味有关的挥发性成分：本甲醛，芳樟醇，4-松油烯醇，α-松油醇等成分。

2. 药理作用 本品具有抗炎、镇痛、镇咳、平喘、杀菌作用，还具有抗癌作用，尚能降血糖、降血脂，也具有驱虫作用。

【应用】

1. 咳嗽气喘：杏仁、紫苏子各9克，麻黄，贝母，甘草各6克。水煎服。

2. 慢性气管炎：苦杏仁、冰糖各4.5克，研末混匀，水冲服。

3. 滴虫阴道炎：苦杏仁，炒研粉，麻油调成糊状，涂搽患处。

4. 疗疮肿毒：苦杏仁，研膏，麻油调敷患处。

§ 东北杏（苦杏仁）

【基源】 苦杏仁为蔷薇科植物东北杏的干燥成熟种子。

【原植物】 别名：山杏、山杏仁。落叶乔木，叶互生，具柄，宽卵形至宽椭圆形，先端尖，基部宽楔形至圆形，有时近心形，边缘具不整齐的细长尖锐重锯齿。花单生，花萼带红褐色，萼筒钟形，花瓣宽倒卵形或近圆形，淡红色或白色；雄蕊多数；子房密被柔毛。核果近球形，被短柔毛，黄色，果肉稍肉质或干燥，味酸或稍苦涩。果核近球形或宽椭圆形，背棱近圆形。花期4月，果期5～7月。

【生境分布】 生于向阳山坡的灌丛中或疏乔木林中。分布于东北及内蒙古。

【采收加工】 果实成熟后采摘，除去果肉，打破核壳，取出种子，晒干。不可火烘，易出油。

【性状鉴别】 品核果近球形，直径1.5～2.6厘米，黄色；核近球形或宽椭圆形，长13～18毫米，宽11～18毫米，粗糙，边缘钝。种子顶端渐尖，基部钝圆，

438

左右不对称。种皮红棕色或暗棕色，自基部向上端散出褐色条纹，表面有细微纵皱；尖端有不明显的珠孔，其下方侧面脊棱上，有一浅色棱线状的种脐，合点位于底端凹入部，自合点至种脐，有一颜色较深的纵线，是为种脊，种皮菲薄，内有乳白色肥润的子叶两片，胚根位于其尖端，味苦。

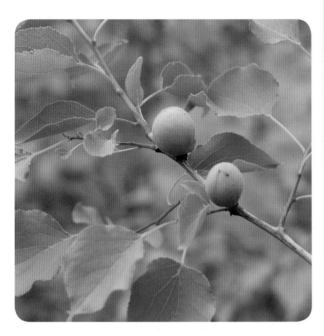

【炮　制】

杏仁：拣净杂质，置沸水中略煮，皮微皱起捞出，浸凉水中，脱去种皮，晒干，簸净。

炒杏仁：取净杏仁置锅内用文火炒至微黄色，取出放凉。

【性味功能】　味苦，性温。有小毒。有止咳、平喘、润肠通便的功能。炒苦杏仁增强润肺止咳作用。

【主治用法】　用于咳嗽、气喘、便秘等。用量4.5～9克，内服不宜过量，以免中毒。

【现代研究】

1. 化学成分　本品含苦杏仁甙。

2. 药理作用　本品具有抗炎、镇痛、镇咳、平喘、杀菌作用，还具有抗癌作用，尚能降血糖、降血脂，也具有驱虫作用。

【应　用】

1. 外感风寒引起的燥咳，气喘：苦杏仁、法夏、云苓各9克，紫苏叶、陈皮、枳壳、前胡各6克，桔梗、甘草各3克，加生姜、红枣各3枚。水煎服。

2. 风热咳嗽：苦杏仁、桑叶、山栀皮、梨皮各6克，

象贝、淡豆豉、沙参各9克。水煎服。

3. 气虚和肠燥所致的便秘：苦杏仁、火麻仁、柏子仁。水煎服。

4. 实证喘嗽、肺热：苦杏仁、石膏、麻黄。水煎服。

9　山杏（苦杏仁）

【基　源】　苦杏仁为蔷薇科植物山杏的干燥种子。

【原植物】　别名：西伯利亚杏。落叶灌木或小乔木。叶互生，卵形或近圆形，先端渐尖，基部圆形或近心形，边缘有细锯齿。花单生或2朵并生；花瓣5，心形或倒卵圆形，白色或淡红色。核果近球形，两侧扁，被短柔毛，黄色，带红晕，成熟后沿腹缝线开裂；果肉薄而干燥，味酸涩，不可食。果核近扁球形，光滑，黄褐色，易与果肉分离，具宽扁而锐利的边缘。花期3～4月。果期5～6月。

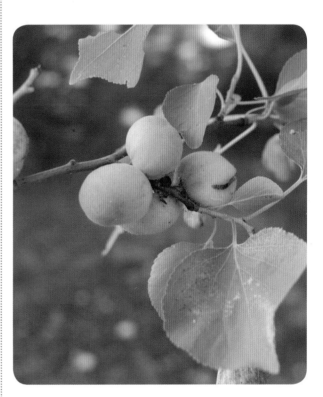

【生境分布】　生于干燥多石砾的向阳山坡。分布于东北及河北、内蒙古、山西等省区。

【采收加工】　夏秋季果实成熟后采摘，除去果肉或收集果核，打破果壳，取出种子，晒干。

【性状鉴别】　本品果实扁球形，直径1.5～2.5

厘米，两侧扁，果肉薄而干燥，熟时开裂，味酸涩，不能吃。核易与果肉分离，基部一侧不对称，平滑。种子长1～1.5厘米，宽约1厘米左右，顶端渐尖，基部钝圆，左右不对称。种皮红棕色或暗棕色，尖端有不明显的珠孔，其下方侧面脊棱上，有一浅色棱线状的种脐，合点位于底端凹入部，自合点至种脐，有一颜色较深的纵线，是为种脊，种皮菲薄，内有乳白色肥润的子叶两片，富于油质，胚根位于其尖端，味苦。

【炮　制】

杏仁：拣净杂质，置沸水中略煮，皮微皱起捞出，浸凉水中，脱去种皮，晒干，簸净。

炒杏仁：取净杏仁置锅内用文火炒至微黄色，取出放凉。

【性味功能】　味苦，性温；有小毒。有祛痰止咳，平喘，润肠通便的功能。

【主治用法】　用于风寒感冒，咳嗽痰多，气喘，喉痹，肠燥便秘，支气管炎等症。用量4.5～9克。

【现代研究】

1. 化学成分　本品含苦杏仁式。

2. 药理作用　本品具有抗炎、镇痛、镇咳、平喘、杀菌作用，还具有抗癌作用，尚能降血糖、降血脂，也具有驱虫作用。

【应　用】

同东北杏。

§　野杏（苦杏仁）

【基　源】　苦杏仁为蔷薇科植物野杏干燥成熟种子。

【原植物】　别名：苦杏。树皮暗灰色，叶柄带红色；叶宽椭圆形或宽卵形，先端长渐尖，基部宽楔形，下面有毛。花2朵并生，粉红色；果实较小，近球形，核果密被绒毛，红色或橙红色，黄红色，有柔毛，直径约2厘米；果肉薄，不可食，果核网纹明显，有薄锐边缘。种子扁心形，果肉薄，味苦不可食用。

【生境分布】　生于山坡、丘陵地，可耐瘠土。主要分布我国北部地区，少量栽培，以河北、山西、山东、江苏较多。

【采收加工】　夏季采收成熟果实，除去果肉及核壳，取出种子，晒干。

【性状鉴别】　本品果实近球形，红色；核卵球形，离肉，表面粗糙而有网纹，腹棱常锐利。种子顶端渐尖，基部钝圆，左右不对称。种皮红棕色或暗棕色，自基部向上端散出褐色条纹，表面有细微纵皱；尖端有不明显的珠孔，种皮菲薄，内有乳白色肥润的子叶两片，富于油质，接合面中间，常有空隙，胚根位于其尖端，味苦。

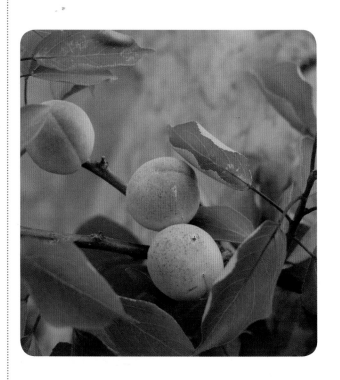

【炮　制】

杏仁：拣净杂质，置沸水中略煮，俟皮微皱起捞出，浸凉水中，脱去种皮，晒干，簸净。

炒杏仁：取净杏仁置锅内用文火炒至微黄色，取出放凉。

【性味功能】　味苦，性温，有小毒。有降气，止咳平喘，润肠通便的功能。

【主治用法】　用于咳嗽气喘，胸满痰多，血虚津枯，肠燥便秘等症。用量4.5～9克。

【现代研究】

1. 化学成分　本品种仁含苦杏仁式，还含挥发油，其中主要成分有：反式-2-已烯醛，，反式-2-已烯-1-醇，芳樟醇等。

2. 药理作用　本品具有抗炎、镇痛、镇咳、平喘、杀菌作用，还具有抗癌作用，尚能降血糖、降血脂，也具有驱虫作用。

【应　用】

同杏。

⑤ 梅（乌梅）

【基　源】　乌梅为蔷薇科植物梅的干燥近成熟果实。

【原植物】　乔木。叶狭卵形至宽卵圆形，先端长渐尖，基部宽楔形，边缘具细锯齿，微被柔毛。花1～2朵，萼筒被短柔毛，萼片近卵圆形；花瓣白色至淡红色；雄蕊多数，子房密被柔毛。核果近球形，黄色或淡绿色，具柔毛，味酸。花期早春。

【生境分布】　东北、华北有盆栽，长江以南各省有栽培或野生。分布于浙江、福建、湖南、广东、广西、四川、云南等。

【采收加工】　夏季果实近成熟时采收，低温烘干后闷至色变黑。

【性状鉴别】　干燥果实呈扁圆形或不规则球形。表面棕黑色至乌黑色，皱缩、凹凸不平。有的外皮已破碎，核露于外。果实一端有明显的凹陷（即果柄脱落处），果肉质柔软。核坚硬，棕黄色，内含淡黄色种仁1粒，形状及气味极似杏仁。气特异，味极酸。以个大、肉厚、核小、外皮乌黑色、不破裂露核、柔润、味极酸者为佳。

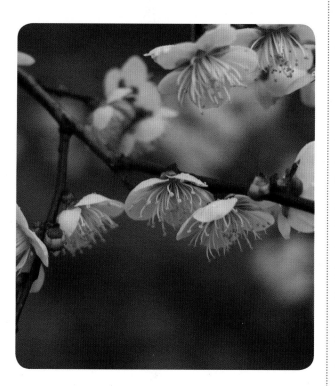

【炮　制】

乌梅：拣净杂质，筛去灰屑，洗净，晒干。

乌梅肉：取净乌梅微淋清水湿润，使肉绵软，略晾，敲碎，剥取净肉即成。或置蒸笼内蒸至极烂，放笋内揉擦，去核，取肉，晒干。

乌梅炭：取净乌梅用武火炒至皮肉鼓起，出现焦枯斑点为度，喷水焙干，取出放凉。

【性味功能】　味酸，涩，性温。有敛肺涩肠，生津止渴，驱蛔止痢，止血的功能。

【主治用法】　用于肺虚久咳，口干烦渴，胆道蛔虫，胆囊炎，细菌性痢疾，慢性腹泻，便血，尿血，月经过多。

【现代研究】

1. 化学成分　本品含有柠檬酸、苹果酸、琥珀酸、酒石酸、碳水化合物、谷甾醇、蜡样物质及齐墩果酸样物质。

2. 药理作用　本品有抗菌和抑制蛔虫作用；能抑制离体兔肠管的运动；能促进胆汁分泌；对豚鼠的蛋白质过敏性休克及组胺性休克有对抗作用；能增强机体免疫功能。

【应　用】

1. 胆囊炎，胆石症，胆道感染：乌梅，五味子各30克，红木香15克。水煎服。

2. 胆道蛔虫病：乌梅，苦楝皮，白芍各9克，枳壳6克，柴胡5克，甘草3克。水煎服。

⑤ 梅花

【基　源】　梅花为蔷薇科植物梅的干燥花蕾。

【原植物】　别名：白梅花，绿萼梅，绿梅花。落叶乔木，稀为灌木。株高4～10米。树皮灰色或稍带绿色，光滑无毛。叶狭卵形至宽卵圆形，长4～8厘米，宽2～4厘米，先端长渐尖，基部宽楔形，边缘具细锯齿，两面微被柔毛；叶柄长约1厘米，近顶端处有2腺体。花1～2朵，具极短花梗，直径2～2.5厘米，有香味。萼筒广钟形，被短柔毛。萼片近卵圆形。花瓣白色至淡红色。雄蕊多数，子房密被柔毛。核果，近球形，有沟，直径2～3厘米，黄色或淡绿色，具柔毛，味酸。果核卵圆形花期1～2月，果期5～6月。

【生境分布】　东北、华北有盆栽，长江以南各省有栽培或野生。分布于浙江、福建、湖南、广东、广西、四川、云南等。

441

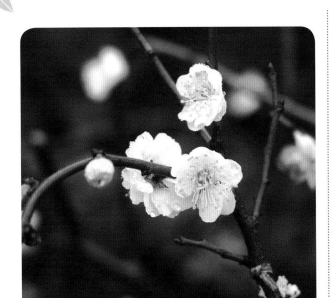

叶互生，短枝上簇生，长圆状披针形，中部宽，边缘有细锯齿，具腺点。花常单生，先叶开放，萼筒及萼片被柔毛。花瓣粉红色，有紫色脉纹。核果，心状卵形，近球形，被绒毛。果肉多汁，不开裂。果核椭圆形，两侧扁，外具深沟纹。花期 4～5 月，果期 6～8 月。

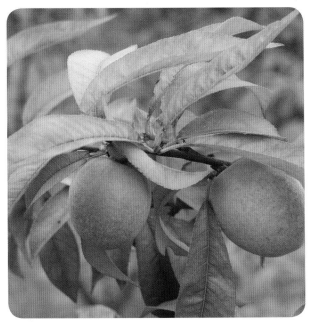

【采收加工】 1月花未开放时采摘，及时低温干燥。

【药材性状】 梅花球形，直径 3～6 毫米，有短梗。苞片数层，鳞片状，棕褐色。花萼 5，灰绿色或棕红色。花瓣 5 或多数，黄白色或淡粉红色。雄蕊多数；雌蕊 1，子房密被细柔毛。体轻。气清香，味微苦、涩。

【性味功能】 味酸、涩，性平。有解郁疏肝，理气和胃，解疮毒的功能。

【主治用法】 用于郁闷心烦，肝胃气痛，梅核气，瘰疬，疮毒等症。用量 2.5～4.5 克，水煎服。

【现代研究】

1. 化学成分 梅花含挥发油，其中主要为苯甲醛、苯甲醇、4—松油烯醇、棕榈酸、苯甲酸、异丁香油酚等。

2. 药理作用 临床上用于肝胃气痛、胸闷脘胀、食欲不振等。泡茶饮可用于妊娠呕吐。

【应 用】

1. 妊娠呕吐：梅花 6 克，开水冲泡当茶饮。

2. 水痘隐在皮肤，已出或未出：梅花 50 克，桃仁、辰砂、甘草各 6 克，丝瓜 15 克，研末，涂敷患处。

 桃（桃仁）

【基 源】 桃仁为蔷薇植物桃的干燥成熟种子。

【原 植 物】 落叶乔木。树皮粗糙，托叶存在。

【生境分布】 为栽培果树，也有半野生。各省区普遍栽培。

【采收加工】 夏秋季果实成熟时收集果核，取出种子，晒干。

【性状鉴别】 呈扁长卵形，表面黄棕色至红棕色，密布颗粒状突起。一端尖，中部膨大，另端钝圆稍扁斜，边缘较薄。尖端一侧有短线形种脐，圆端有颜色略深不甚明显的合点，自合点处散出多数纵向维管束。种皮薄，子叶 2，类白色，富油性。气微，味微苦。

【炮 制】 除去硬壳杂质，置沸水锅中煮至外皮微皱，捞出，浸入凉水中，搓去种皮，晒干，簸净。

【性味功能】 味苦、甘，性平。有活血行瘀，滑肠通便的功能。

【主治用法】 用于痛经，闭经，腹部肿块，跌打损伤，肺痈，肠燥便秘。用量 3～9 克，水煎服。孕妇忌服。

【现代研究】

1. 化学成分 桃花含山柰酚、香豆精。桃仁含苦杏仁苷约 3.6%，挥发油 0.4%，脂肪油 45%。

2. 药理作用 桃仁的醇提取物有抗血凝作用及较弱

的溶血作用，还有降压作用。

【应　用】

1. 血滞经闭，痛经：桃仁、红花各9克，丹参15克，牛膝12克。水煎服。

2. 产后恶露不尽：桃仁4.5克，红花6克，丹参、益母草各12克，川芎3克，赤芍9克。水煎服。

3. 跌打损伤：桃仁，柴胡，红花各9克，丹参15克，天花粉12克。水煎服。

4. 大便秘结：桃仁9克，火麻仁15克，柏子仁12克。水煎服。

❺ 山桃（桃仁）

【基　源】　桃仁为蔷薇科植物山桃的种子。

【原植物】　别名：野桃落叶乔木。树皮光滑，托叶早落。叶卵圆状披针形，先端长渐尖，近基部最宽，楔形，边缘具细锐锯齿，花单生，先叶开放，白色或浅粉红色。萼片紫色，无毛。雄蕊多数；子房被毛。核果球形，有沟，具毛。果皮干燥，果肉薄，不可食，离核。果核小，近球形，两端钝圆，有凹沟及短沟纹，种子稍扁，棕红色。花期3～4月，果期6～7月。

【生境分布】　生于山坡上或沟边，也有栽培。分布于辽宁、河北、内蒙古、山西、陕西、甘肃、河南、山东、四川等省区。

【采收加工】　夏秋季果实成熟时收集果核，取出种子，晒干。

【性状鉴别】　本品干燥果核呈稍扁的类心脏形，两侧略不对称，表面浅棕色至暗棕色，有深色的网状沟纹。质坚硬。敲开硬壳，内含扁平类圆形成心肌形的种子，种皮棕色至暗棕色，子叶2片，白色肥厚，富油性。气无，味微苦。以浅棕色、饱满肥实者为佳。本品以淡棕色，颗粒饱满肥厚、表面纹理清楚者为佳

【炮　制】　除去杂质，洗净，用时捣碎。

【性味功能】　味苦、甘，性平。有活血，祛淤，滑肠通便的功能。

【主治用法】　用于痛经，闭经，腹部肿块，跌打损伤，肺痈，肠燥便秘。用量3～9克，水煎服。孕妇忌服。

【现代研究】

1. 化学成分　本品种子含水分10.36%，灰分1.72%，蛋白质3.53%，脂肪7.57%，纤维56.91%。种仁含油脂

36%。

2. 药理作用　暂无。

【应　用】

同桃。

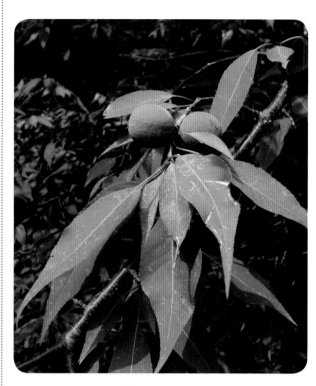

❺ 栗（栗子）

【基　源】　栗子为壳斗科植物栗的种仁；其总苞称为板栗壳。

【原植物】　别名：板栗。落叶乔木。单叶互生，薄革质，长圆状披针形或长圆形，先端尖尾状，基部楔形或两侧不相等，边缘有疏锯齿，齿端为内弯的刺状毛，花单性，雌雄同株，雄花序穗状，生于新枝下部叶腋，淡黄褐色；雌花无梗，生于雄花下部，外有壳斗状总苞。总苞球形，外面有尖锐被毛的刺，内藏坚果2～3，成熟时裂为4瓣，坚果深褐色。花期5～7月，果期8～10月。

【生境分布】　生于山坡丛林。分布于辽宁、河北、山西、陕西、河南、山东及长江以南各省区。

【采收加工】　栗子秋季采收成熟果实，取出种仁，晒干。板栗壳剥取带刺球形总苞，晒干。

【性状鉴别】　种仁呈半球形或扁圆形，先端短尖，直径2-3厘米。外表面黄白色，光滑，有时具浅纵沟纹。质实稍重，碎断后内部富粉质。气微，味微甜。

【性味功能】 栗子味甘，性温，无毒。有滋阴补肾功能。板栗壳味甘，涩，性平。有止咳化痰，散结解毒的功能。

【主治用法】 栗子用于肾虚腰痛。板栗壳用于慢性气管炎，咳嗽痰多，百日咳，瘰疬，腮腺炎，丹毒。煎水或研末调敷。用量，栗子60～120克。板栗壳30～60克。

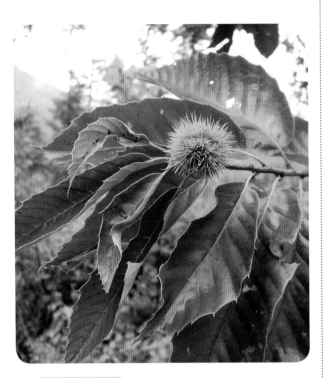

【现代研究】

1. 化学成分 本品果实含有糖类、淀粉、蛋白质、脂肪、维生素B等。 树皮含有鞣质。

2. 药理作用 暂无。

【应　　用】

1. 气管炎：栗子250克，煮瘦肉服。

2. 筋骨肿痛：鲜栗子，捣烂敷患处。

3. 丹毒红肿：板栗壳，水煎洗患部。

 天师栗（娑罗子）

【基　　源】 娑罗子为七叶树科植物天师栗的果实或种子。

【原植物】 别名：猴板栗。落叶乔木。幼枝有长柔毛。掌状复叶对生，小叶5～7，长圆状倒卵形或长圆状倒披针形，边缘有细锯齿，上面仅在主脉上疏生细柔毛，下面密生细柔毛，叶侧脉20～25对。聚伞圆锥花序顶生，较大，圆筒形，花疏生；花杂性同株，雄花生于上部，两性花生于下部；花瓣4，白色，倒长卵形或椭圆形，外被柔毛，顶端圆，基部楔形，边缘具纤毛；两性花子房卵圆形，被黄色绒毛。蒴果卵圆形，黄褐色，顶端具短尖头，有斑点，果壳薄，3裂。种子1，近球形，棕褐色。花期4～5月，果熟期9～10月。

【生境分布】 生于阔叶林中。分布于陕西、河南、江西、湖北、湖南、广东、贵州、四川、云南等省。

【采收加工】 9～10月摘取成熟果实，除去果皮，晒干。

【性味功能】 味甘，性温。有理气宽中，通络止痛，杀虫的功能。

【主治用法】 用于胃寒作痛，胸脘胀痛，疳积，疟疾，痢疾。用量3～9克。

【应　　用】

同七叶树。

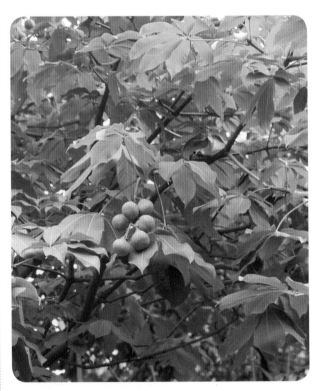

枣（大枣）

【基　　源】 本品为鼠李科植物枣的果实。

【原植物】 小乔木。小枝具刺。叶互生，卵形，先端稍钝，基部歪斜，边缘有细锯齿。聚伞花序腋生；花瓣5，淡黄绿色。核果卵形至椭圆形，深红色，果肉肥厚，味甜；果核纺锤形，两端锐尖。花期4～5月。果期7～9月。

【生境分布】 全国大部分省区栽培。

【采收加工】 秋季成熟果实时采收，晒干。

【性状鉴别】 本品呈椭圆形或球形，长2～3.5厘米，直径1.5～2.5厘米。表面暗红色，略带光泽，有不规则皱纹。基部凹陷，有短果梗。外果皮薄，中果皮棕黄色或淡褐色，肉质，柔软，富糖性而油润。果核纺锤形，两端锐尖，质坚硬。气微香，味甜。

【炮　　制】 除去杂质，洗净，晒干。用时破开或去核。

【性味功能】 味甘，性温。有补脾和胃，益气生津，养心的功能。

【主治用法】 用于脾虚食小，体倦乏力，营卫不和，便溏，心悸，失眠，盗汗，血小板减少性紫癜。中满痰多者忌用。

【现代研究】

1. 化学成分 本品含大枣皂甙Ⅰ、Ⅱ、Ⅲ，酸枣仁皂甙，光千金藤碱及葡萄糖、果糖、蔗糖、环磷腺苷等。

2. 药理作用 本品抗肿瘤和降压作用；有抗Ⅰ型变态反应的作用。

【应　　用】

1. 血小板减少症，过敏性紫癜：大枣100克，煎汤服。

2. 脾胃湿寒，饮食减少，泄泻，完谷不化：大枣250克（煮熟），白术120克，干姜、鸡内金各60克，共捣成泥，作饼当点心吃。

3. 输血反应：大枣50克，地肤子、炒荆芥各9克。水煎，输血前服。

4. 急慢性肝炎，肝硬化血清转氨酶较高：大枣、花生、冰糖各50克，水煎汤，睡前服。

5. 自汗：大枣10克，乌梅肉9克，桑叶12克，浮小麦15克，水煎服。

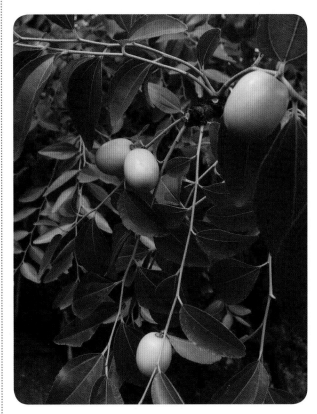

梨

【基　源】　本品为蔷薇科植物白梨、沙梨及秋子梨等栽培品种的果实。品种繁多，分布较广。

【原植物】　别名：梨汁、梨皮、快果、果宗、蜜父、玉乳。

1. 白梨：乔木，高达 5～8 米。树冠开展；小枝粗壮，幼时有柔毛；二年生的枝紫褐色，具稀疏皮孔。叶柄长 2.5～7 厘米；托叶膜质，边缘具腺齿；叶片卵形或椭圆形，长 5～11 厘米，宽 3.5～6 厘米，先端渐尖或急尖，基部宽楔形，边缘有带刺芒尖锐齿，微向内合拢，初时两面有绒毛，老叶无毛。伞形总状花序，有花 7～10 朵，直径 4～7 厘米，总花梗和花梗幼时有绒毛，花梗长 1.5～3 厘米；花瓣卵形，长 1.2～1.4 厘米，宽 1～1.2 厘米，先端呈啮齿状，基部具短爪；雄蕊 20，长约花瓣的一半；花柱 5 或 4，离生，无毛。果实卵形或近球形，微扁，褐色。花期 4 月，果期 8～9 月。

2. 沙梨：本种与白梨的区别为：叶片基部圆形或近心形；果实褐色。花期 4 月，果期 8 月。

3. 秋子梨：本种与前两种的区别为：叶形大，长 5～10 厘米，宽 4～6 厘米，叶边刺芒长；花柱 5，果实黄色，果梗长 1～2 厘米。花期 5 月，果期 8～10 月。

【生境分布】　1. 白梨生长于海拔 100～2000 米的干旱寒冷地区山坡阳处。主要分布于华北、西北、辽宁等地。

2. 沙梨生长于海拔 100～1400 米的温暖而多雨的地区。主要分布于长江流域以南及淮河流域等地。

3. 秋子梨生长于海拔 100～2000 米的寒冷干燥山区。主要分布于东北、河北、山东、甘肃等地。

【采收加工】　秋季果实成熟时采收。鲜用，绞汁或切片晒干。

【性味功能】　味甘、微酸，性凉。有清热润燥，生津止渴，消痰止咳的功能。

【主治用法】　用于热病津伤烦渴，消渴，热咳，痰热惊狂，噎膈，便秘。酌量食用，或打汁或熬膏服。

【应　用】

1. 太阴温病，口渴甚者：甜水梨大者 1 枚。薄切，新汲凉水内浸半日，（捣取汁）时时频饮。

2. 太阴温病口渴甚，吐白沫黏滞不快者：梨汁、鲜苇根汁、麦冬汁、藕汁（或用蔗浆），临时斟酌多少，和匀凉服，不甚喜凉者，重汤炖温服。

3. 痰喘气急：梨，剜空，纳小黑豆令满，留盖合住，系定，糠火煨熟，捣作饼，每日食之。

4. 清痰止嗽：梨，捣汁用，熬膏也良，加姜汁、白蜜。

【注意】　胃寒、脾虚泄泻及风寒咳嗽不宜。

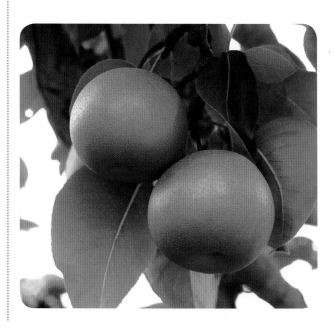

木瓜

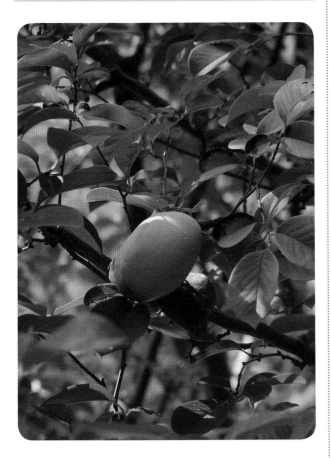

【基　源】　本品为蔷薇科植物木瓜的果实。

【原植物】　别名：光皮木瓜。小乔木。小枝无刺；叶卵圆形或长圆形；基部楔形，边缘有尖锐锯齿，齿尖有腺齿，下面沿主脉微有绒毛；叶柄密生柔毛。花单生于叶腋，萼筒钟状，无毛；萼片三角状披针形，先端渐尖，边缘有腺齿，内面密生褐色绒毛，反折。花瓣淡粉红色。果实长椭圆形，暗紫色，木质，干后果皮不皱。花期4月，果期9～10月。

【生境分布】　广泛栽培。分布于河南、陕西、山东、安徽、江苏、浙江、福建、湖北、江西、广东、贵州和四川等省区。

【采收加工】　夏、秋二季果实绿黄色时采摘，纵剖成二或四瓣，置沸水中烫后晒干。

【性状鉴别】　本品多呈纵剖成对半的长圆形，长4～9厘米，宽2～5厘米，厚1～2.5厘米。外表面紫红色或红棕色，有不规则深皱纹；剖面边缘向内卷曲，果肉红棕色，中心部分凹陷，棕黄色。种子扁长三角形，多脱落，质坚硬。气微清香，味酸。

【炮　制】　清水洗净，稍浸泡，闷润至透，置蒸笼内蒸熟，切片，日晒夜露，以由红转紫黑色；炒木瓜：用文火炒至微焦。

【性味功能】　味酸、涩，性温。有舒筋活络，和胃化湿的功能。

【主治用法】　用于风湿痹痛，脚气肿痛，菌痢，吐泻，腓肠肌痉挛等症。用量6～9克。

【现代研究】

1. 化学成分　本品含苹果酸、酒石酸、枸橼酸和皂甙，还含齐墩果酸等成分。

2. 药理作用　本品具有保肝作用、抗菌作用和抑制癌症作用。

【应　用】

1. 细菌性痢疾：木瓜15克，水煎，加红糖适量顿服。

2. 急性肠胃炎，腓肠肌痉挛：木瓜，吴茱萸，茴香，甘草，生姜，苏梗。水煎服。

3. 贫血、血虚所致肌肉抽搐：木瓜、当归、白芍。水煎服。

4. 风湿性关节炎：木瓜，莶草，老颧草各9克，水煎服。

贴梗海棠（木瓜）

【基　源】　木瓜为蔷薇科植物贴梗海棠的果实。

【原植物】　别名：贴梗木瓜、宣木瓜。落叶灌木。枝外展，有长2厘米直刺，小枝棕褐色，无毛。叶互生，托叶草质，斜肾形、半圆形或卵形，边缘有重锯齿；两面无毛。花先叶或同时开放，3～5朵簇生于2年生枝上，花直径3～5厘米；花瓣5，绯红色、淡红色或白色，基部有短爪；雄蕊多数。果实球形或卵形，黄色或黄绿色，表面皱缩。花期3～5月。果期9～10月。

【生境分布】　多为栽培。分布于陕西、甘肃、山东、安徽、江苏、浙江、江西、福建、湖北、湖南、广东、四川、云南等省区。

【采收加工】　秋季果熟果采摘。放沸水中烫至外皮呈灰白色，对半纵剖，晒干。

【性状鉴别】　本品呈长圆形，常纵剖为卵状半球形，长4～8厘米，宽3.5～5厘米，厚2～8毫米。外

447

皮棕红色或紫红色，微有光泽，常有皱折，边缘向内卷曲。质坚硬，剖开面呈棕红色，平坦或有凹陷的子房室，种子大多数脱落，有时可见子房隔壁。种子三角形，红棕色，内含白色种仁1粒。果肉味酸涩，气微。

【性味功能】 味酸涩，性温。有舒筋活络，和胃

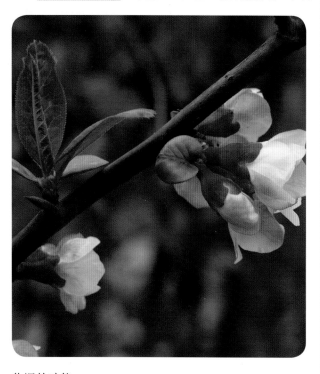

化湿的功能。

【炮　制】 清水洗净，稍浸泡，闷润至透，蒸熟切片，日晒夜露成紫黑色。

【主治用法】 用于风湿痹痛，脚气肿痛，菌痢，吐泻，腓肠肌痉挛，四肢抽搐等症。用量6～9克。

【现代研究】

1. 化学成分　本品含苹果酸、酒石酸、枸橼酸、皂甙及黄酮类，鲜果含过氧化氢酶，种子含氢氰酸。

2. 药理作用　本品具有保肝作用、抗菌作用和抗癌作用。

【应　用】

同木瓜。

9 野山楂

【基　源】 本品为蔷薇科植物野山楂的果实。

【原植物】 别名：南山楂。落叶灌木。叶互生，宽倒卵形，顶端3裂，先端急尖，基部楔形，下延至叶柄，边缘有锐锯齿。伞房花序，有花5～7朵，萼片5；花瓣5，

白色，基部有短爪。果实近球形，红色或黄色，小核4～5。花期5～6月，果期9～11月。

【生境分布】 生于山谷或山地灌丛中。分布于河南、安徽、江苏、浙江、江西、福建、湖北、湖南、贵州、云南等省区。

【采收加工】 10月采摘果实，晒干。

【性状鉴别】 品果实较小，类球形，直径0.8～1.4厘米，有的压成饼状。表面棕色至棕红色，并有细密皱纹，顶端凹陷，有花萼残迹，基部有果梗或已脱落。质硬，果肉薄，味微酸涩。

【炮　制】 置沸水中略烫后干燥或直接干燥。

【性味功能】 味甘、酸，性温。有消积化滞，止痛散瘀的功能。

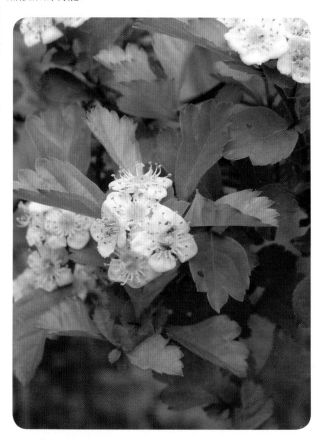

【主治用法】 用于肉食积滞，消化不良，小儿疳积，脘腹胀痛，痢疾，泄泻，痛经，产后瘀血，疝气，高血脂症，高血压，绦虫病。用量6～15克。

【现代研究】

1 化学成分　含绿原酸、咖啡酸、山楂酸、齐墩果酸、槲皮素、金丝桃甙、表儿茶精等。

2 药理作用　本品有降压、抗心肌缺血、抗脑缺血、促进消化、调血脂、改善糖代谢和抗氧化、抗菌、抗肿瘤

等的作用，另外还可用于保护视网膜病变，治疗乳糜尿，呃逆，声带息肉等。

【应　用】

1. 小儿乳积伤食，消化不良：山楂、淮山药、布渣叶、青皮、神曲、竹茹。水煎服。

2. 痢疾腹泻或慢性结肠炎：山楂、煨肉蔻、炒扁豆、煨木香。水煎服。

3. 高血压，高血脂：山楂，水煎当茶饮。

4. 心脏衰弱，冠状动脉硬化性心脏病，心功能不全：山楂，水煎成膏服。

§ 山楂

【基　源】　本品为蔷薇科植物山楂的干燥成熟果实。

【原植物】　乔木。小枝有刺。叶宽卵形或三角状卵形，先端渐尖，基部楔形或宽楔形，3～5对羽状深裂片，裂片卵状披针形，边缘有重锯齿。伞房花序，多花，总梗及花梗皆有毛。花瓣白色。雄蕊20；花柱3～5。果实较小，近球形，深红色，有浅色斑点，萼片宿存。花期5～6月，果期9～10月。

【生境分布】　生于山坡林缘、灌丛中。分布于东北及河北、河南、山东、山西、内蒙古、江苏、陕西等省区。

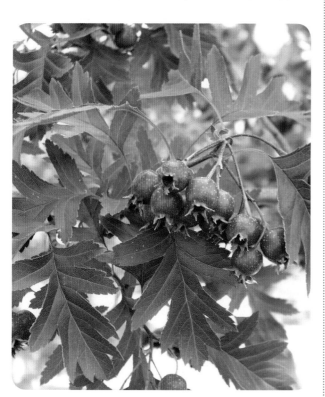

【采收加工】　秋季果实成熟时采收，切片，干燥。

【性状鉴别】　皱缩不平，直径1～2.5厘米，切片厚0.2～0.4厘米。外皮红色，具皱纹，有灰白小斑点。果肉深黄色至浅棕色。中部横切片具5粒浅黄色果核，但核多脱落而中空。有的片上可见短而细的果梗或花萼残迹。气微清香，味酸、微甜。

【炮　制】

山楂：拣净杂质，筛去核。炒山楂：取拣净的山楂，置锅内用文火炒至外面呈淡黄色，取出，放凉。

焦山楂：取拣净的山楂，置锅内用武火炒至外面焦褐色，内部黄褐色为度，喷淋清水，取出，晒干。

山楂炭：取拣净的山楂，置锅内用武火炒至外面焦黑色，但须存性，喷淋清水，取出，晒干。

【性味功能】　味酸、甘，性微温。有消积化滞，破气散瘀的功能。

【主治用法】　用于肉食积滞，脘腹胀痛，小儿乳积，痢疾，泄泻，痛经，产后瘀血腹痛，疝气，高血脂症。用量6～12克。

【现代研究】

1 化学成分　本品含表儿茶精、槲皮素、金丝桃甙、绿原酸、山楂酸、柠檬酸、苦杏仁甙等。

2 药理作用　同野山楂。

【应　用】

1. 慢性结肠炎：山楂、煨豆蔻、炒扁豆、煨木香。水煎服。

2. 胃出血：山楂、白芍、陈棕炭、当归炭、党参、金樱子。水煎服。

3. 细菌性痢疾：山楂、红糖各30克，红茶9克。水煎服。

4. 血痢：山楂、禹余粮、川连、银花炭、煨诃子。水煎服。

§ 山里红

【基　源】　本品为蔷薇科植物山里红的果实。

【原植物】　别名：红果、大山楂、北山楂。落叶小乔木。叶互生，托叶镰形，边缘有齿；叶宽卵形或三角状卵形，先端短渐尖，基部宽楔形。伞房花序生于枝端或上部叶腋。花10～12朵，白色或稍带红晕；花瓣5；雄蕊约20枚，花药粉红色；子房下位。梨果近球形，直径

449

达 2.5 厘米，深红色，有黄白色斑点。花期 5～6 月。果期 8～10 月。

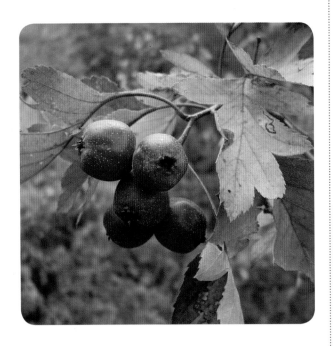

【生境分布】 生于山坡砂地、河边杂木林中。分布于东北、华北及陕西、河南、山东、江苏等省。北方多有栽培。

【采收加工】 秋季果实成熟时采摘，切片，晒干。

【性状鉴别】 本品多为圆形横切片，皱缩不平，厚约 2～8 毫米。果肉深黄色至浅棕色，切面可见浅黄色果核 3～5 粒，有的已脱落，质坚硬，气微清香，味酸微甜。

【炮　　制】 洗净，切片，晾晒。

【性味功能】 味酸、甘，性微温。有消食化滞，行气散瘀的功能。

【主治用法】 用于肉食积滞，胃脘胀满，泻痢腹痛，瘀血经闭，产后瘀阻，心腹刺痛，疝气疼痛，小儿乳积，高血脂症。用量 6～12 克。

【现代研究】

1 化学成分　本品含有黄酮、皂甙苹果酸、枸橼酸、果糖、蛋白质、碳水化合物、维生素，钙等成分。

2 药理作用　本品可促进消化，增强心肌、降低血脂、促进胆固醇转化等功能，对医治冠心病、高血压、动脉硬化等有一定疗效。

【应　　用】

同山楂。

❺ 柿（柿蒂）

【基　　源】 柿蒂为柿科植物柿的干燥宿萼。

【原植物】 落叶大乔木。单叶互生，革质，椭圆状卵形或倒卵形，先端短尖，基部阔楔，全缘，被短毛。花杂性，雄花成短聚伞花序，雌花单生于叶腋；花萼 4 深裂，被柔毛，果熟时增大；花冠钟形，黄白色。浆果卵圆形或扁球形，橙黄色、红色或深黄色，有宿存木质花萼。花期 5 月，果期 9～10 月。

【生境分布】 栽培种。北至甘肃，南至云南各省区均有栽培。

【采收加工】 秋、冬季采集果实，并收集果蒂，洗净晒干。

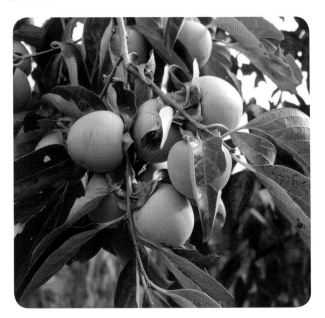

【性味功能】 味苦，性温。有降气止呃的功能。

【主治用法】 用于胃寒气滞的呃逆。用量 5～10克。

【现代研究】

1. 化学成分　本品果实含蔗糖、葡萄糖、果糖。未熟果实含鞣质，其组成主要是花白甙。又含瓜氨酸。

2. 药理作用　柿是慢性支气管炎、高血压、动脉硬化、内外痔疮患者的天然保健食品。如果用柿叶子煎服或冲开水当茶饮，也有促进机体新陈代谢、降低血压、增加冠状动脉血流量及镇咳化痰的作用。

【应　　用】

1. 呃逆不止：柿蒂 3～5 个，刀豆 15～18 克，水煎服。

2. 痔疮出血，大便干结：柿蒂适量，煮烂，当点心吃。

附注：其叶、果实亦供药用。叶味苦、酸、涩，性凉。有降压止血的功能。用于高血压，血小板减少性紫癜，功能性子宫出血，肺结核咳血，溃疡病出血。果味甘，性寒。有润肺生津，降压止血的功能。用于肺燥咳嗽，咽喉干痛，胃肠出血，高血压病。

☙ 林檎

【基　　源】　本品为蔷薇科植物林檎的果实。

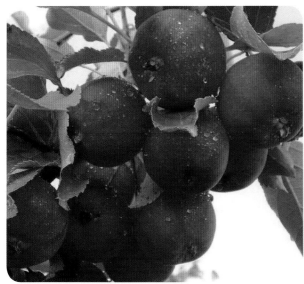

【原植物】　别名：沙果、花红。小乔木，高4～6米。小枝粗壮，幼时密生柔毛，老时暗紫褐色，无毛。叶互生；叶柄长1.5～5厘米，有短柔毛；叶片卵形或椭圆形，长5～11厘米，宽4～5.5厘米，先端急尖或渐尖，基部圆形或宽楔形，边缘有细锐锯齿，上面有短柔毛，逐渐脱落，下面密被短柔毛。花两性；伞房花序，具花4～7朵，集生于小枝顶端；花梗长1.5～2厘米，密被柔毛；花直径3～4厘米；萼筒钟状，外面密被柔毛；萼片5，三角披针形，长4～5毫米，先端渐尖，全缘，内外两面密被柔毛，萼片比萼筒稍长；花瓣5，倒卵形或长圆倒卵形，长8～13毫米，宽4～7毫米，基部有短爪，淡粉红色，雄蕊17～20，花丝长短不等，比花瓣短；花柱4（5），基部具长颈毛，比雄蕊稍长。梨果卵形或近球形，直径4～5厘米，黄色或红色，宿存萼肥厚隆起。花期4～5月，果期8～9月。

【生境分布】　长于山坡阳处、平原沙地，我国长江流域及黄河一带普遍栽培。

【采收加工】　8～9月采其果实。晒干、生用。

【性状鉴别】　本品梨果扁球形，直径2.5～4厘米，表面黄色至深红色，有点状黄色皮孔。顶端凹而有竖起的残存萼片，底部深陷。气清香，味微甜、酸。

【性味功能】　味酸、甘，性平。有止渴，化滞，涩精的功能。

【主治用法】　用于痰饮积食，胸膈痞塞，消渴，霍乱，吐泻腹痛，痢疾。内服：煎汤，生食，捣汁。外用：研末调敷。

【应　　用】

1. 水痢：林檎半熟者十枚。以水二开，煎取一升，和林檎空心食。

2. 小儿痢：林檎、构子各适量，杵取汁服。

3. 小儿闪癖，头发竖黄，瘰疬羸瘦：杵林檎末，以和醋敷上。

【注意】　不可多用。

☙ 君迁子（黑枣）

【基　　源】　黑枣为柿科植物君迁子的果实。

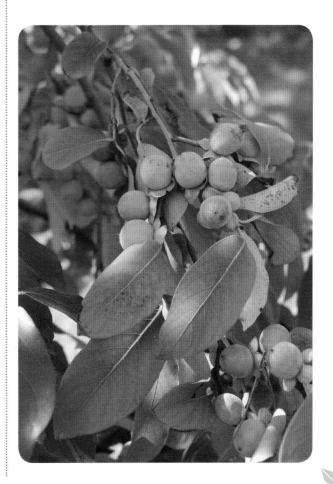

【原植物】 落叶乔木。老树皮暗黑色，深裂或不规则厚块状剥落。单叶互生，叶椭圆形至长圆形，先端尖，基部钝宽楔形近圆形，全缘，上面深绿色，初时密生柔毛，后脱落，有光泽，下面浅绿色，至少在脉上有毛。花单性，雌雄异株，簇生于叶腋；雄花1～3朵簇生；花萼具毛，4裂，裂片卵形；花冠壶形，带红色或淡黄色，4裂，裂片近圆形；雄花16枚，花药披针形，子房退化；雌花单生，近无柄，带绿色或红色，花萼具毛，4裂，裂片卵形；花冠壶形，4裂，裂片近圆形。浆果近球形或椭圆形，初时为淡黄色，后变为蓝黑色，有白腊层，宿存萼4裂，深裂至中部。花期5～6月，果期10～11月。

【生境分布】 生用山谷、坡地林缘的灌丛中，或为栽培。分布于辽宁、河北、山西、山东、陕西、甘肃、河南、江苏、浙江、江西、湖北、湖南及西南各省区。

【采收加工】 10～11月果实成熟时采收。

【性味功能】 味甘、涩，性平。有止渴，去烦热，祛痰清热，消炎，健胃的功能。

【主治用法】 用于去烦热。种子用于气管炎。用量30～60克。种子9～15克。

石榴（石榴皮）

【基　源】 石榴皮为石榴科植物石榴的干燥果皮。

【原植物】 落叶灌木或小乔木。叶对生或簇生，长圆状披针形或长圆状椭圆形，先端尖或微凹，基部渐狭，全缘。花单生或数朵生于小枝顶端或叶腋，花大；花萼钟状，肥厚，花瓣与萼片同数，红色。浆果球形，果皮肥厚革质，红色或带黄色，顶端有宿存花萼，内有薄隔膜。种子多数，有红色肉质多汁外种皮，可食。花期5～6月。果期7～8月。

【生境分布】 栽培于向阳，肥沃土壤。分布于全国大部分地区。

【采收加工】 秋季果实成熟后，采摘，除去种子及隔瓤，切瓣，晒干或微火烘干。

【性状鉴别】 本品干燥果皮呈不规则的片状或瓢状，大小不一，厚1.5～3毫米。外表面红棕色、棕黄色或暗棕色，略有光泽，粗糙，有多数疣状突起。有的有突起的筒状宿萼及粗短果梗或果梗痕。内表面黄色或红棕色，有隆起呈网状的果蒂残痕。质硬而脆，断面黄色，略显颗

粒状。无臭，味苦涩。

【炮　制】

石榴皮：除去杂质，洗净，切块，干燥。

石榴皮炭：取石榴皮块，照炒炭法炒至表面黑黄色、内部棕褐色。

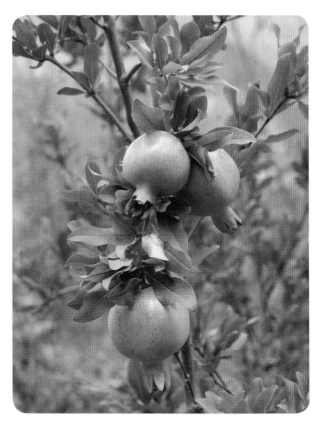

【性味功能】 味酸涩，性温。有涩肠止泻，止血，驱虫的功能。

【主治用法】 用于慢性腹泻，久痢，便血，脱肛，崩漏，白带，虫积腹痛。用量3～9克。水煎服。

【现代研究】

1. 化学成分 本品含鞣质、石榴皮碱、伪石榴皮碱、异石榴皮碱、N-甲基异石榴皮、没食子酸、苹果酸、异槲皮苷以及树脂、甘露醇、糖类等。

2. 药理作用 本品具有收敛作用；有抗菌、抗病毒作用。盐酸石榴碱对绦虫有杀灭作用。临床上选方可用于治疗菌痢，慢性气管炎，急性消化道出血等。

【应　用】

1. 细菌性痢疾：石榴皮15克，红糖适量，水煎服。

2. 久泻，久痢，脱肛：石榴皮6克，研末冲服。或可与黄连等配用。

3. 阿米巴痢疾：石榴皮15克，苦木1克，竹叶椒根

9克，水煎，分2次服。

4. 急慢性气管炎、肺部感染、淋巴结炎、胆道感染等多种感染性炎症：石榴皮15克，水煎服。

⑨ 橘（陈皮，橘红，橘核）

【基　源】　陈皮为芸香科植物橘的成熟果皮；橘红为其外层果皮；橘核为其种子。

【原植物】　常绿小乔木。叶互生，革质，披针形或椭圆形，全缘或有细钝齿，有半透明油点。花单生或数朵生于枝端和叶腋，白色或带淡红色；花瓣5。柑果圆形，红色、橙黄色或淡红黄色，果皮疏松，易剥离。花期3～4月。果期10～11月。

【生境分布】　栽培于丘陵、山地或平原。分布于长江以南各省区。

【采收加工】　陈皮：9～12月采收成熟果实，剥去果皮，晒干。

橘红：阴干或晒干。橘核：收集种子，晒干。

【性状鉴别】　本品柑果近圆形或扁圆形，横径4～7厘米，果皮薄而宽，容易剥离，囊瓣7～12，汁胞柔软多汁。种子卵圆形，白色，一端尖，数粒至数十粒或无。

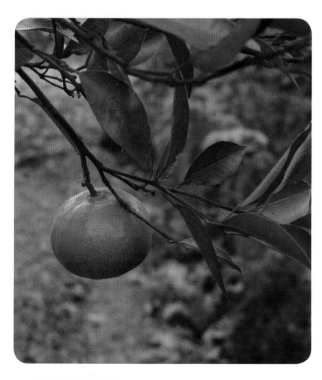

【性味功能】　味苦、辛，性温。陈皮有理气，健脾，燥湿，化痰的功能。橘红有散寒，燥湿，利气，消痰

的功能。橘核有理气散结，止痛的功能。

【炮　制】　洗净，切片，晒干或鲜用。

【主治用法】　陈皮用于胸脘胀满，嗳气呕吐，食欲不振，咳嗽痰多。橘红用于风寒咳嗽，食积伤酒，呕恶痞闷。橘核用于小腹疝气，乳痈肿痛。用量3～9克。

【现代研究】

1. 化学成分　本品含橙皮甙，柚皮芸香甙，葡萄糖，苹果酸，枸橼酸，隐黄素，维生素，胡萝卜素，纤维素及果胶物质，并含β-谷甾醇，柚皮素，赤霉素等。

2. 药理作用　暂无。

【应　用】

1. 风寒感冒，咳嗽痰多：陈皮、前胡、杏仁各9克，紫苏叶4.5克。水煎服。

2. 胸痞作呕：陈皮、半夏、茯苓各9克，甘草3克。水煎服。

3. 呕吐哕逆：陈皮、生姜3克，旋覆花、姜半夏各9克。

453

⑨ 甜橙（枳壳）

【基　源】　本品为芸香科植物甜橙的果皮。

【原植物】　常绿小乔木或灌木，枝少刺或近于无刺。单数复叶互生，卵形至椭圆形，先端短尖或钝，基部楔形或宽楔形，全缘，具透明油点。花单生叶腋或数朵成总状花序；花萼5裂；花瓣5，白色。柑果圆球形、扁圆形或椭圆形，橙黄至橙红色，果皮较难剥离，瓢囊9～12瓣，果肉淡黄、橙红或紫红色，味甜或稍带酸。花期3～5月。果期10～12月。

【生境分布】　均为栽培。分布于长江以南各省区。

【采收加工】　10～12月收集食后剥下的果皮，晒干或烘干。

【性状鉴别】　本品呈半球形，直径3～5厘米，果皮褐色或棕褐色，有颗粒状突起，突起的顶端有凹点状油室；有明显的花柱痕迹或果梗痕。切面黄白色，光滑而稍隆起，厚0.4～1.3厘米，边缘散有1～2列油室。质坚硬，不易折断。瓢囊7～12瓣，少数至15瓣，汁囊干缩呈棕色至棕褐色，内藏种子，气清香，味苦、微酸。

【炮　制】　鲜用或晒干备用。

【性味功能】　味辛、微苦，性温。有理气化痰，健脾导滞的功能。

【主治用法】 用于感冒咳嗽，痰稠而粘，食欲不振，胸腹胀满，肠鸣泻泄，乳痛初起等。用量 5～15 克，外用适量。

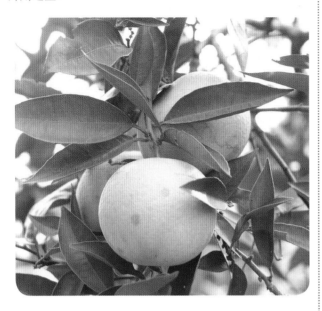

【现代研究】

1. 化学成分 本品含有黄酮甙，内酯，生物碱，有机酸等。黄酮甙中有橙皮甙，柚皮芸香甙，柚皮甙等成分；内酯中有双内酯苦味成分柠檬苦素及其衍生物柠檬可汀，有机酸中主要为枸橼酸和苹果酸，尚含间苯三酚 -β-D-葡萄糖甙及糖类、维生素、钙、磷、铁等成分。

2. 药理作用 本品具有止痢作用。

【应 用】

1. 消化不良，食欲不振：甜橙（粗粉）制成酊剂，口服 1 次 2～15 毫升，每日 2～3 次。

2. 咳嗽，痰稠：甜橙皮切细丝，煮烂，加蜜拌匀，常食。

3. 小儿咳喘：甜橙皮，加冰糖水炖服。

454

 柚（化橘红）

【基 源】 化橘红为芸香科植物化州柚或柚的未成熟或近成熟的干燥外层果皮。

【原 植 物】 小乔木。小枝扁，有棱，具枝刺。单生复叶，椭圆形或卵状椭圆形，先端钝或稍凹，基部宽楔形或圆形，有钝圆锯齿。叶柄的翅倒卵状三角形。花簇生叶腋。花瓣近匙形，开花时反曲，白色。柑果扁球形，直径 10～25 厘米，果皮平滑，黄色或黄绿色。花期 5 月。

【生境分布】 栽培于丘陵或低山地带。分布于浙江、江西、福建、台湾、湖北、湖南、广东、广西、四川、贵州、云南。

【采收加工】 夏季果实近成熟时采收，沸水烫后，将果皮割成 5 或 7 瓣，除去果瓤及部分中果皮，压制成形，干燥。

【性状鉴别】 干燥的外果皮，呈对折的七角，六角或五角星形，展开后直径 13～20 厘米，厚 2～3 毫米。化州柚的外皮黄色或黄绿色，密布毛茸，有皱纹及小凹点，多作成七角，习称"黄七爪"、"绿七爪"；柚的外皮黄棕色，光而无毛茸，亦有皱纹及小凹点，多成五角形，习称"大五爪"；加工为六角形者，称"六爪红"，单片呈柳叶状者，习称"尖化红"，或称"柳叶橘红"。内表面多为黄白色，有脉络纹。质脆，易折断，断面不齐，外侧有一列不整齐的油点，内侧黄白色。气微香，味苦。以皮厚、多毛，气味浓厚者为佳。

【炮 制】 洗净，鲜用。

【性味功能】 味苦，辛，性温。有散寒理气，燥湿化痰的功能。

【主治用法】 用于风寒咳嗽，喉痒多痰，食积伤酒，胸隔胀闷，暖气吐水等症。用量 3～9 克。

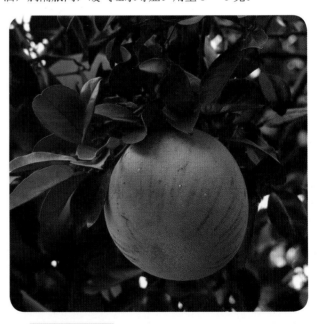

【现代研究】

1 化学成分 柚中含柚皮甙、枳属甙、新橙皮甙等。另含胡萝卜素，维生素 B1、B2、C，烟酸，钙，磷，铁，糖类及挥发油等。果皮含挥发油，主要成分为柠檬醛、牻牛儿醇和邻位氨基苯甲酸甲酯等。

2 药理作用 本品有抗炎。柚皮甙元有解痉作用；对病毒感染有保护作用。

【应　用】

1. 咳嗽痰多，胸闷腹滞：化橘红、半夏、杏仁、贝母、茯苓、麦冬、生石膏、瓜蒌皮、陈皮、生地、桔梗、紫菀、款冬花、苏子、甘草。制丸，温开水送服。

2. 小儿喘咳：柚子皮、艾叶各6克，甘草3克，水煎服。

3. 气滞腹胀：柚子皮、鸡屎藤、糯米草根、隔山消各9克。水煎服。

香橼

【基　源】 本品为芸香科植物枸橼的果实。

【原植物】 别名：枸橼。小乔木或灌木。枝具短硬棘刺。叶互生，无叶翅；叶革质，卵状长圆形，先端钝或短锐尖，基部宽楔形，边缘有锯齿，有半透明油腺点。总状花序或3～10朵簇生于叶腋；花萼浅杯状，5浅裂；花瓣5，内面白色，外面淡紫色。柑果长圆形、卵圆形，顶端有一乳头状突起，熟时柠檬黄色，芳香；果汁黄色，味极酸而苦。花期4月。果期10～11月。

【生境分布】 栽培于低山带或丘陵。分布于江苏、浙江、福建、台湾、湖北、湖南、广东、广西、四川、云南等省区。

【采收加工】 秋季采摘果实，放置2～3日，果皮稍干时切成片，或趁鲜切成片状，晒干或低温烤干。

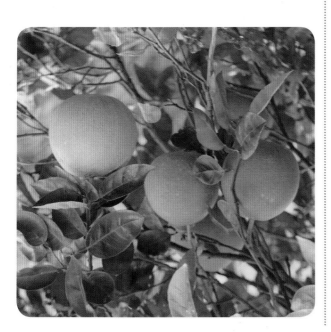

【性状鉴别】 本品圆形或长圆形片，直径3～10厘米，厚约2～5毫米。横切面边缘略呈波状，外果皮黄绿色或浅橙黄色，散有凹入的油点；中果皮厚1.5～3.5厘米，黄白色，较粗糙，有不规则的网状突起（维管束）。瓤囊11～16瓣，有时可见棕红色皱缩的汁胞残留；种子1～2颗。中轴明显，宽至1.2厘米。质柔韧。气清香，味微甜而苦辛。

【炮　制】 趁鲜切片，晒干或低温干燥。

【性味功能】 味辛、苦、酸，性温。有理气，舒肝，和胃，化痰的功能。

【主治用法】 用于胸胁脘腹胀痛，嗳气，呕吐，痰多咳嗽等。用量4.5～9克。

【现代研究】

1. 化学成分 本品含橙皮甙，枸橼酸，黄柏酮，黄柏内酯，苹果酸，果胶，鞣质及维生素C等，尚含乙酸牻牛儿醇酯、乙酸芳樟醇酯、右旋柠檬烯、柠檬醛等油类成分，还含有β-谷甾醇，胡萝卜甙和三萜苦味素；枸橼苦素等成分。

2. 药理作用 本品具有抗炎、抗病毒作用，并能促进肠胃蠕动和消化液分泌，且有祛痰作用和抑制血栓形成作用。

【应　用】

1. 痰饮咳嗽：香橼（去核切片），酒煮令熟烂，蜜拌匀，呷服。

2. 脘腹胀痛：香橼1枚，砂仁6克，各煅存性为散，砂糖拌调，空心顿服。

香圆（香橼）

【基　源】 香橼为芸香科植物香圆的干燥成熟果实。

【原植物】 常绿乔木，分枝较多，有短刺。叶互生，革质，单身复叶，阔翼倒心形；叶长椭圆形，先端短钝或渐尖，基部钝圆，全缘或有波状锯齿。柑果圆形、长圆形或扁圆形，直径5～7厘米，顶端有乳头状突起，橙黄色，果皮粗糙而有皱纹或平滑，有香气，味酸苦。种子多数，扁卵形。花期4～5月。果期10～11月。

【生境分布】 栽培。分布于陕西、江苏、浙江、江西、湖北、四川等省。

455

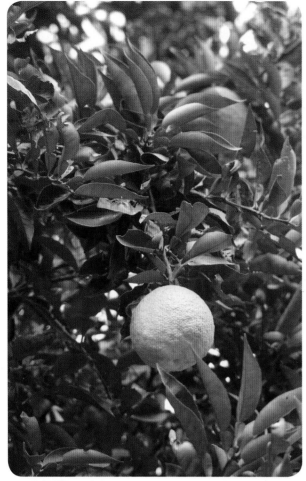

基酪胺等成分。

2. 药理作用　本品具有抗炎、抗病毒作用，并有祛痰作用。

【应　用】

1. 胸胁满闷，胃脘胀痛，恶心呕吐，食欲不振：香橼、厚朴、香附、党参、茯苓、神曲各9克，陈皮6克，豆蔻仁3克。水煎服。

2. 咳嗽：香橼，煮烂，用蜜拌匀，常食。

3. 脾胃湿热，大便泄泻：香橼、白术各4.5克，黄连3克，黄芩6克。水煎服。

4. 痢疾腹痛：香橼、大黄、白芍各9克，厚朴4.5克。水煎服。

9　佛手

【基　源】　本品为芸香科植物佛手的果实。

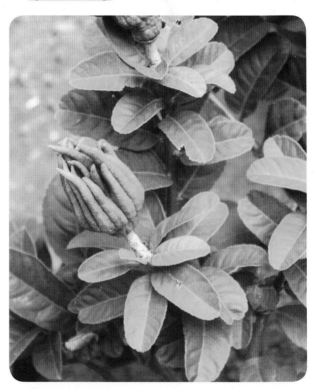

【原植物】　常绿小乔木。枝有短硬刺。叶互生，革质，有透明油点，长椭圆形或倒卵状长圆形，先端钝或凹缺，基部近圆形或楔形，叶缘有浅波状钝锯齿。花单生，簇生或为短总状花序；花瓣5，内面白色，外面紫色。柑果卵形、长圆形或矩圆形，分裂如拳状或指状，橙黄色，粗糙，果肉淡黄色。花期4～5月。果熟期10～12月。

【生境分布】　生于热带、亚热带，栽培。分布于

【采收加工】　秋季果实成熟时采收，切片，晒干。

【性状鉴别】　本品类球形或圆形片状，直径4～7厘米。表面灰绿色或黄棕色，较粗糙，密布凹陷小油点，顶端有花柱残痕及圆圈状环纹，习称金钱环，基部有果柄痕。质坚硬，横切面边缘油点明显，中果皮厚约0.5厘米，瓤囊9～12瓣，棕色或淡棕色，间有黄白色种子。气香，味酸而苦。

【炮　制】　整个剥两半后晒干或低温干燥，生用。

【性味功能】　味辛、苦、酸，性温。有理气，舒肝，和胃止痛，化痰功能。

【主治用法】　用于胸胁脘腹胀痛，胃脘痞满，食欲不振，嗳气，气逆呕吐，痰多咳嗽，胃痛，消化不良等。用量4.5～9克。

【现代研究】

1. 化学成分　本品含胡萝卜素类成分：堇黄质，叶黄素环氧化物，氢基-a-胡萝卜素，新黄质，隐黄素以及多量的维生素A活性物质，尚含生物碱：辛弗林，N-甲

浙江、江西、福建、广东、云南、四川等。

【采收加工】 秋季果实尚未变黄或变黄时采收，纵切成薄片，干燥。

【性状鉴别】 本品为类椭圆形或卵圆形的薄片，常皱缩或卷曲。长6～10厘米，宽3～7厘米，厚0.2～0.4厘米。顶端稍宽，常有3～5个手指状的裂瓣，基部略窄，有的可见果梗痕。外皮黄绿色或橙黄色，有皱纹及油点。果肉浅黄白色，散有凹凸不平的线状或点状维管束。质硬而脆，受潮后柔韧。气香，味微甜后苦。

【炮 制】 纵切成薄片，晒干或低温干燥。

【性味功能】 味辛、苦、酸，性温。有舒肝和胃，行气止痛，消食化痰的功能。

【主治用法】 用于胸闷气滞，胸胁胀痛，食欲不振，胃脘疼痛，呕吐，痰饮咳喘等症。用量3～9克。

【现代研究】

1. 化学成分 本品含柠檬油素，6,7-二甲氧基香豆精，柠檬苦素，胡萝卜甙，β-谷甾醇，棕榈酸，琥珀酸等，还含香叶木甙和橙皮甙等成分。

2. 药理作用 本品具有平喘、祛痰作用，抗炎、抗病毒作用，解痉、抗惊厥作用，并有抗凝血和止血作用，且有降血压作用。

【应 用】

1. 消化不良：佛手、枳壳、生姜各3克，黄连0.9克，水煎服。

2. 痰气咳嗽：佛手9克。水煎服。

9 金橘

【基 源】 本品芸香科植物金橘，根、叶、果实及种子入药。

【原 植 物】 常绿灌木。单生复叶互生，翼叶狭，与叶片连接处有关节，叶质厚，披针形或长圆形，全缘或有细锯齿，下面散生细腺点。花单生或2～3簇生于叶腋，白色，芳香，有短梗；花萼4～5裂，裂片卵圆形；花瓣5，宽椭圆形。柑果长圆形或倒卵圆形，橙黄色或橙红色，顶端圆形，基部稍狭，光滑，果皮味甜，果肉味酸。花期3～5月。果期10～12月。

【生境分布】 多为栽培。分布于浙江、江西、福建、台湾、湖北、广东、海南、广西、四川等省区。

【采收加工】 根全年均可采挖，切片，晒干。叶夏、秋季采，晒干。果实秋季采摘，鲜用、晒干或文火烘干。

【性状鉴别】 果实呈长圆形或卵圆形，金黄色，平滑，油腺密生；瓤囊4～5瓣，汁多味酸。种子卵状球形。气香，味酸甘。

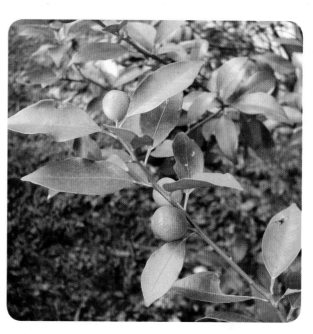

【炮 制】 切片，晒干。

【性味功能】 根味苦、辛，性温。有行气散结，健脾开胃，舒筋活络的功能。叶性微寒。有舒肝解郁，理气散结的功能。果实味辛、酸甘，性温。有理气解郁，化痰，醒酒的功能。种子性平。有明目，散结的功能。

【主治用法】 根用于胃气痛，食积胀满，痰滞气逆，疝气，醒酒。叶用于噎嗝，瘰疬。果实用于胸闷郁结，食滞，多痰。种子用于目疾喉痹，瘰疬结核。

【现代研究】

1. 化学成分 本品含金柑甙，丁香甙，柑属甙；还含有机酸，主要有枸橼酸、异枸橼酸、苹果酸；还含类胡萝卜素，维生素C、B1和氨基酸，其中主要有脯氨酸，天冬氨酸，精氨酸；另含无机元素钙、镁、钠、钾、磷等成分。

2. 药理作用 本品具有抗氧化、增强免疫功能作用，并可降低血脂，防止动脉硬化作用。

【应 用】

1. 食积胀满：金橘根15克，水煎服。

2. 疝气：金橘根15克，荔枝核5个，酒水炖服。

3. 食滞，多痰：鲜金橘果实适量，煎水服。

457

❺ 芒果

【基　　源】　本品为漆树科植物芒果的、果核及叶。

【原植物】　常绿大型乔木。单叶聚生枝顶，革质，长圆形至长圆状披针形，先端短尾尖或渐尖，基部宽楔形，边缘呈波浪形。圆锥花序顶生，具柔毛；花小，杂性，芳香，黄色或带红色；萼片5，花瓣5，花盘肉质，5裂。核果椭圆形或肾形，微扁，黄色，可食，内果皮坚硬，被粗纤维。花期3～4月。果期5～6月。

【生境分布】　栽培种。分布于福建、台湾、广东、海南、广西、云南等省区。

【采收加工】　叶全年可采，果实夏季采收，鲜用或晒干。

【性状鉴别】　果核呈扁长卵形，长5～8厘米，宽3～4.5厘米，厚1～2厘米。表面黄白色或灰棕色，具数条斜向筋脉纹（内果皮维管束）及绒毛状纤维，韧性。中央隆起，边缘一侧扁薄，另一侧较圆钝。质坚硬，手摇之内藏种子作响，破开后内表面黄白色，光滑，有种子1颗，种皮薄，膜质，半透明，易脱离；种仁黄白色，肥厚，肾形。气微，味微酸涩。以个均匀、饱满、色黄白色者为佳。

【炮　　制】　洗净。

【性味功能】　味酸、甘，性凉。果核有止咳，健胃，行气的功能。叶有止痒的功能。

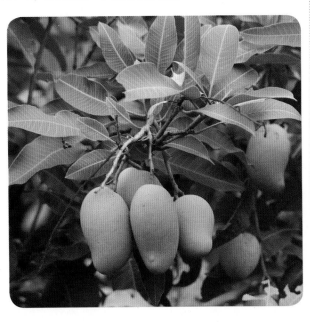

【主治用法】　果核用于咳嗽，食欲不振，睾丸炎，坏血病等症。鲜叶外用于湿疹瘙痒。用量核15～30克。叶外用适量，鲜叶煎水洗。

【现代研究】

1 化学成分　芒果果实含有糖、蛋白质、粗纤维、维生素 A 以及矿物质、脂肪等。

2 药理作用　芒果有抗菌消炎、防癌抗癌作用；能降低胆固醇、甘油三醇，还有防便秘，明目等作用。

【应　　用】

1. 疝气及小儿食滞：芒果核、龙眼核、柚子核、核桃和黄皮核，煎汤内服。

2. 食滞，咳嗽：芒果核、布渣叶、水煎内服。

3. 皮肤湿疹瘙痒：鲜芒果叶。煎水外洗敷患处。

❺　枇杷（枇杷叶）

【基　　源】　枇杷叶为蔷薇科植物枇杷的叶。

【原植物】　常绿小乔木。叶互生，革质，长椭圆形，先端尖，基部楔形，边缘有疏锯齿，下面密被锈色绒毛。圆锥花序顶生，花密集，萼筒，黄绿色；花瓣5，白色。浆果状梨果卵形、椭圆形或近球形，黄色或橙色。果核圆形或扁圆形，棕褐色。花期9～11月。果期翌年4～5月。

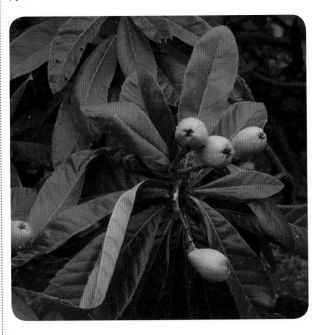

【生境分布】　栽培于村边或坡地。分布于陕西及长江以南各省区。

【采收加工】　4～5月采叶，晒干。也有直接拾取落地的叶。

【性状鉴别】 本品叶呈长椭圆形或倒卵形，长12～30厘米，宽3～9厘米。先端尖，基部楔形，边缘上部有疏锯齿，基部全缘。上表面灰绿色、黄棕色或红棕色，有光泽，下表面淡灰色或棕绿色，密被黄色茸毛。主脉于下表面显着突起，侧脉羽状。叶柄极短，被棕黄色茸毛。革质而脆，易折断。气微，味微苦。

【性味功能】 味苦，甘，性平。有清肺止咳，和胃降气的功能。

【炮　制】

净制：刷去绒毛，用水洗净，稍润，切丝，晒干；

蜜制：取枇杷叶丝，加炼熟的蜂蜜和适量开水，拌匀，稍闷，置锅内用文火炒至不粘手为度，取出，放凉。

【主治用法】 用于肺热咳，胃热呕吐，支气管炎。用量4.5～9克。

【现代研究】

1. 化学成分　本品含有挥发油，其主要成分为橙花叔醇和金合欢醇，叶中含苦杏仁甙，酒石酸，枸橼酸，苹果酸，齐墩果酸，熊果酸，枇杷呋喃，枇杷佛林A，金丝桃甙以及倍半萜甙等成分。

2. 药理作用　本品具有平喘、镇咳、镇静作用，并有抗菌作用，且能降低血糖。

【应　用】

1. 急性气管炎：枇杷叶、生地各12克，杏仁、杭菊、川贝各9克，茅根24克，甘草4.5克。水煎服。

2. 呃逆作呕、胃脘胀闷：枇杷叶（姜汁炙）、布渣叶、淮山药、香附、葛根、鸡内金。水煎服。

3. 支气管炎：枇杷叶、野菊花各15克。白茅根、旱莲草、柏子仁各9克。水煎服。

4. 肺热咳嗽，痰少咽干：枇杷叶，制成糖浆，每日早晚服。

附注：其根、果核亦供药用。根有清肺止咳，镇痛下乳的功能。用枇杷核有疏肝理气的功能。用于疝痛，淋巴结结核，咳嗽。

6　樱桃（樱桃核）

【基　源】 樱桃核为蔷薇科植物樱桃的果核。叶也供药用。

【原植物】 灌木或乔木。叶互生，卵状椭圆形，先端渐尖，基部圆形，边缘有重锯齿，齿尖有腺点。3～6朵族生或为总状花序；花梗被短柔毛，花白色，萼筒绿色，外被短柔毛，萼片5裂；花瓣5，先端微凹缺。核果近球形，鲜红色，多汁。种子1枚。花期3～4月。果期5月。

【生境分布】 多为栽培。分布于河北、山西、河南、山东、江苏、安徽、浙江、江西、福建、湖北、广西、贵州等省区。

【采收加工】 夏季果实成熟采摘，除去果肉，取其果核，洗净，晒干。

【性状鉴别】 本品果核呈卵圆形或长圆形，先端略尖，微偏斜，基部钝圆而凹陷。表面黄白色或淡黄色，有网状纹理，两侧各有一条明显棱线。质坚硬，不易破碎。敲开果核（内果皮）有种子1枚，种皮黄棕色或黄白色，常皱缩，子叶淡黄色。气无，味微苦。

【性味功能】 味辛，性平。有清热透疹，解毒消痈的功能。

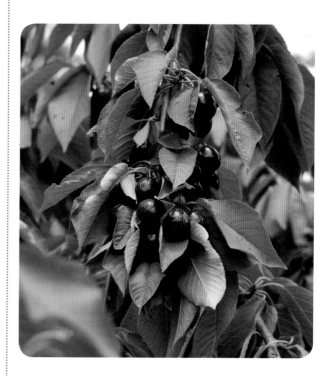

【主治用法】 用于疹发不畅，高热不退，咽喉肿痛，声音嘶哑，或咳嗽；消疮瘤，眼皮生瘤，灭瘢痕。用量3～9克。

【现代研究】

1. 化学成分　本品种子含氰甙，水解产生氢氰酸。树皮中得芫花素、樱花素和一种甾体化合物。

2. 药理作用　本品可调节睡眠、清除自由基，并具有抗炎、镇痛、抗癌、抗氧化作用，还能预防心血管疾病、降低血糖、延缓衰老等。

【应　　用】

1. 出痘喉哑：樱桃核 20 枚。砂锅内焙黄色，煎汤服。

2. 眼皮生瘤：樱桃核磨水搽之，其瘤渐渐自消。

附注：叶味甘，性平。有透疹，解毒的功能。用于麻疹不透。外用于毒蛇咬伤。用量 15～30 克。外用适量，捣烂敷患处。

⑤ 银杏（白果，银杏叶）

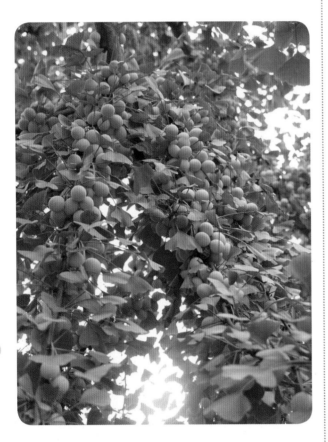

【基　　源】　白果为银杏科植物银杏的种子；银杏叶为其干燥叶。

【原 植 物】　别名：白果树、公孙树。高大乔木。叶扇形，先端二裂。花单性，雌雄异株；雄花序为葇花序，生于叶腋；雌花 2～3 生于顶端，顶端二叉分。种子核果状，卵球形，外种皮肉质，黄色，具臭味；中种皮骨质；内种皮膜质。花期 4～5 月，果期 9～10 月。

【生境分布】　我国大部分地区有栽培。

【采收加工】　白果：10 月果实成熟时采收，除去外种皮，略煮后，烘干。银杏叶：6～9 月采收叶片，晒干。

【性状鉴别】　品多皱折或破碎，完整者呈扇形，长 3～12 厘米，宽 5～15 厘米。黄绿色或浅棕黄色，上缘呈不规则的波状弯曲，有的中间凹入，深者可达叶长的 4/5。具二叉状平行叶脉，细而密，光滑无毛，易纵向撕裂。叶基楔形叶柄长 2～8 厘米。体轻。气微，味微苦。

【炮　　制】　净杂质，筛去泥土。

【性味功能】　白果：味甘、苦，性温，有毒。有敛肺、定喘，止带浊的功能。银杏叶：有敛肺，平喘，止痛的功能。

【主治用法】　白果用于痰多喘咳，带下白浊，尿频。银杏叶用于肺虚咳喘，冠心病，心绞痛。用量 5～10 克。

【现代研究】

1. 化学成分　品含有黄酮类、萜类、酚类、生物碱、聚异戊烯、奎宁酸、亚油酸、蜡草酸、抗坏血酸、a-己烯醛、白果醇、白果酮、莽草酸、白果双黄酮、异白果双黄酮、甾醇等成分。

2. 药理作用　品具有祛疾、止咳、抑菌、杀菌作用，并能降低血清胆固醇，扩张冠状动脉。

【应　　用】

1. 梦遗：银杏三粒。酒煮食，连食四至五日。

2. 冠心病，心绞痛：银杏叶 9 克，川芎、红花各 15 克，制糖衣片服。

3. 慢性喘息气管炎：白果肉 12 克，麻黄、姜半夏各 3 克，款冬花、桑白皮、苏子各 9 克，黄芩、杏仁各 6 克，甘草 4.5 克。水煎服。

4. 肺结核：白果，浸生菜油百日，早晚饭前服。

⑤ 胡桃（核桃仁）

【基　　源】　核桃仁为胡桃科植物胡桃的成熟核仁。

【原 植 物】　落叶乔木。叶互生，奇数羽状复叶，小叶 5～9，长椭圆形，基部圆形，稍偏斜，全缘或具疏锯齿。花单性，雌雄同株；雄花葇花序下垂，花密生；雌花穗状花序生于幼枝顶端。核果近球状，内果皮骨质，有纵棱及浅刻纹。花期 4～5 月，果期 9～10 月。

【生境分布】　生于平地或丘陵地带。我国大部分地区有栽培。

【采收加工】 秋季果实成熟时采收，除去肉质果皮，晒干，再剥去核壳。

【性味功能】 味甘，性温。有温补肺肾，定喘，润肠的功能。

【主治用法】 用于肾虚腰痛，虚寒咳嗽，遗精阳痿，脚软，大便燥结，风肠血痢，痈疽肿毒，中耳炎等症。用量6～9克。

【应　　用】

1. 尿路结石：核桃仁400克，油炸，冰糖适量，研磨成膏状，口服。

2. 皮炎、湿疹：核桃仁捣烂，研成糊状，敷患处。

3. 外耳道疖肿：核桃仁50克，油炸枯，研出油，纱布浸油，塞入患处。

4. 虚寒喘嗽，腰腿酸痛：核桃仁1千克，补骨脂0.5千克。研末，蜜调如饴服。

附注：青龙衣为其肉质果皮，外用于头癣，牛皮癣，痈肿疮毒。分心木为其果实膜质中隔，用于肾虚遗精。

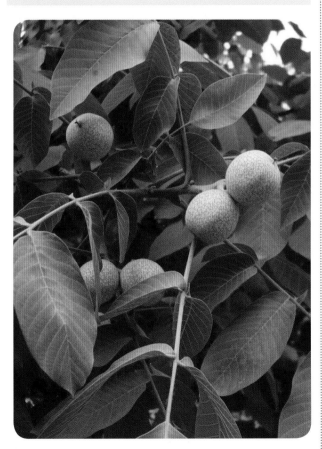

9 黎檬

【基　　源】 本品为芸香科植物黎檬的果与根。

【原植物】 小乔木或灌木，具尖锐刺。单数复

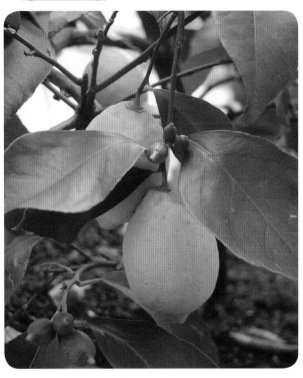

叶互生，宽椭圆形或长圆形，先端圆钝，边缘有钝齿；翼叶在春梢上为线形或仅有痕迹，夏梢上叶翼叶较明显。花簇生或单生叶腋，3～5朵组成总状花序；花萼5裂；花瓣5，淡紫色，内面白色。柑果扁圆形至圆球形，果皮薄，光滑，淡黄或橙红色，稍难剥离，瓤囊9～11，果肉淡黄或橙红色，味极酸，瓤囊壁厚且韧。种子长卵形，细小，平滑无棱。花期4～5月。果期9～10月。

【生境分布】 生于较干燥坡地或河谷两岸坡地。分布于福建、台湾、湖南、广东、广西和贵州西南部、云南南部。

【采收加工】 果秋冬季熟时采收，鲜用或切开晒干。根全年可采，鲜用或切片晒干。

【性状鉴别】 本品近圆形或扁圆形，长约4.5厘米，直径约5厘米，一端有短果柄，长约3厘米，另端有乳头状突起。外表面黄褐色，密布凹下油点。纵剖为两瓣者，直径3～5厘米，瓤囊强烈收缩。横剖者，果皮外翻显白色，瓤翼8～10瓣，种子长卵形，具棱，黄白色。质硬，味酸、微苦。

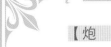

【炮　制】　鲜用或切片晒干。

【性味功能】　果：味酸、甘，性平。有化痰止咳，生津健胃的功能。根：味辛、苦，性温。有行气止痛，止咳平喘的功能。

【主治用法】　果用于支气管炎，百日咳，食欲不振，维生素C缺乏症，中暑烦渴。根用于胃痛，疝气痛，睾丸炎，咳嗽，支气管哮喘。水煎服。用量鲜果15～30克，根30～60克。

【现代研究】

1. 化学成分　本品含有橙皮甙、β-谷甾醇、γ-谷甾醇，还含维生素B1、B2、C、蒸酸、糖类、钙、磷、铁等成分。

2. 药理作用　本品具有抗炎、降血糖作用和抗病毒作用。

【应　用】

1. 支气管炎，百日咳：黎檬果实适量，煎水服。

2. ＶＣ缺乏症：黎檬果加冰糖煮食。

❺ 番木瓜

【基　源】　本品为番木瓜科物番木瓜的果实。

【原植物】　乔木。有乳汁，茎不分枝或于损伤处抽出新枝，有螺旋状排列粗大的叶痕。叶大，近圆形，聚生茎顶，叶柄长60厘米以上，中空；叶片掌状，常7～9深裂，裂片羽状分裂。花乳黄色，单性，雌雄异株或两性花，排列成长达1米下垂的圆锥花序，聚生，花冠管柔弱，雌花单生或数朵花排成伞房花序，萼片中部以下合生，花瓣5，披针形而旋扭，分离，近基部合生，浆果大型，长圆形，长达30厘米，熟时橙黄色；果肉厚，黄色，内壁着生多数黑色种子。花期全年。

【生境分布】　原产热带美洲。分布于福建、台湾、广东、广西、海南、云南等省区均有栽培。

【采收加工】　全年可采摘，生食或熟食，或切片晒干。

【性状鉴别】　本品浆果较大，长圆或矩圆形，成熟时棕黄或橙黄色，有10条浅纵槽，果肉厚，有白色浆汁，内壁着生多数黑色种子，椭圆形，外方包有多浆、淡黄色假种皮，长6～7毫米，直径4～5毫米，种皮棕黄色，具网状突起。气特，味微甘。

【炮　制】　食或熟食，或切片晒干。

【性味功能】　味甘，性平。有消食健胃，滋补催乳，舒筋通络的功能。

【主治用法】　用于脾胃虚弱，食欲不振，乳汁缺少，风湿关节疼痛，肢体麻木，胃、十二指肠溃疡疼痛。用量9～15克。

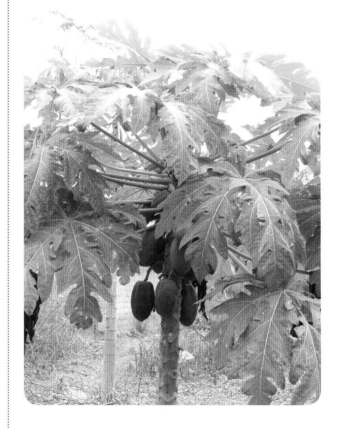

【现代研究】

1. 化学成分　果实含番木瓜碱、木瓜蛋白酶、凝乳酶以及β-胡萝卜素、δ-胡萝卜素和隐黄素环氧化物等色素。种子含异硫氰酸苄酯、番木瓜甙。

2. 药理作用　本品有抗肿瘤、抗菌和寄生的作用，还有蛋白酶的作用。另外番木瓜碱还可以降压，抑制肠管及气管平滑肌。

【应　用】

1. 乳汁缺少：鲜木瓜250克，猪蹄1个（或鲜鱼250克），炖汤服。

2. 胃、十二指肠溃疡疼痛：番木瓜9～15克，鲜食。

❺ 榛子

【基　源】　本品为桦木科植物榛的种仁。

【原植物】　别名：榬子、平榛、山板栗。落叶灌木或小乔木，高1～7米。叶互生；阔卵形至宽倒卵形，长5～13厘米，宽4～7厘米，先端近截形而有锐尖头，基部圆形或心形，边缘有不规则重锯齿，上面无毛，下面脉上有短柔毛；叶柄长1～2厘米，密生细毛；托叶小，早落。花单性，雌雄同株，先叶开放；雄花成葇荑花序，圆柱形，长5～10厘米，每苞有副苞2个，苞有细毛，先端尖，鲜紫褐色，雄蕊8，药黄色；雌花2～6个簇生枝端，开花时包在鳞芽内，仅有花柱外露，花柱2个，红色。小坚果近球形，直径0.7～1.5厘米，淡褐色，总苞叶状或钟状，由1～2个苞片形成，边缘浅裂，裂片几全缘，有毛。花期4～5月，果期9～10月。

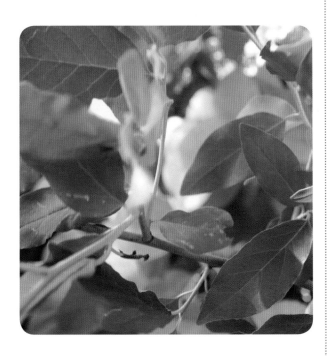

【生境分布】 生于山地阴坡丛林间，分布于东北、华北及陕西、甘肃等地。本品变种川榛的种仁同等入药。分布于四川、湖南、湖北、江西、浙江等地。

【采收加工】 9～10月果实成熟时及时采摘，晒干后除去总苞及果壳。

【性味功能】 味甘，性平。有益气健脾，调中开胃，养肝明目的功能。

【主治用法】 用于病后体弱，脾虚泄泻，食欲不振，咳嗽。煎汤30～60克，或研细末服，也可炒食果仁。

【现代研究】

1. 化学成份 果仁含碳水化物16.5%，蛋白质16.2%～18%，脂肪50.6%～77%，灰分3.5%。果实含淀粉15%。叶含鞣质5.95%～14.58%。

2. 药理作用 暂无。

【应　用】

1. 病后体虚，食少疲乏：榛子60克，山药50克，党参12克，陈皮10克，榛子去皮壳洗净；山药洗净取净肉切小块；党参、陈皮以水500毫升，文火煮30分钟，去渣取汁。以药汁煮榛子肉、山药块，小火熬熟食用。

2. 健脑益智：榛子500克，食油、白糖各适量。榛子去壳取仁；食油入锅中烧滚，将榛仁倒入热油锅中，迅速翻炒至色黄质酥，用漏勺捞出沥出余油，置碗中，趁热拌入白糖即可。

3. 明目健脑：榛子500克，盐10克，榛子去壳，保留红色内皮，以清水洗净晾干；盐入少量温水中化开；将锅烧热，倒入榛仁快速翻炒，半熟时倒入盐水，再炒至水分收干，香酥干脆即可出锅，晾凉食用。

g 代代花（枳壳）

【基　源】 枳壳为芸香料植物代代花的果实。

【原植物】 常绿灌木或小乔木。单身复叶互生，叶柄有宽倒心形；叶革质，椭圆形或卵状长圆形，边缘具波状锯齿，有半透明油腺点。花单生或数朵簇生于叶腋；花萼杯状，顶端5裂，具缘毛，花后花萼增长变厚；花瓣5，长圆形，白色；柑果近扁球形，橙黄色（留在树上的果实至次年夏间又转为污绿色），有增大的宿存花萼，顶端有一圈环纹；瓤囊约10瓣。花期5～8月。果期11～12月。

【生境分布】 生于丘陵、低山地带、江河湖沿岸或平原。主产于江苏、安徽、台湾、福建的低山地区。

【采收加工】 7～8月摘取未成熟的绿色果实，自中部横切两瓣，晒干或烘干。

【性状鉴别】 加工后药材呈半球形，直径3～4厘米。表面绿黄色或灰黄棕色，有网状皱纹，果柄基有残存宿萼；外层果皮厚0.5～1厘米，略向外翻，瓤囊9～11瓣，每瓣有未熟种子1至数粒，中轴宽4～8毫米。味苦酸。

【性味功能】 味苦、辛、酸，性微寒。有行气宽中，消食，化痰的功能。

【主治用法】 用于胸腹满闷，腹胀腹痛，食积不化，痰饮内停，胃下垂，脱肛，子宫脱垂等症。用量3～9克。孕妇慎用。

【现代研究】

1. 化学成分 本品含挥发油，主要为柠檬烯，并含癸醛、壬醛、十二烷酸、乙酸芳樟酯、乙酸龙牛儿酯。另含橙皮甙、新橙皮甙等。

2. 药理作用　本品具有强心、利尿、镇静及减慢心率的功能，能降低神经系统的兴奋性和脊髓反射机能亢进，用于急性病和慢性心功能不全。

【应用】

1. 子宫下垂：枳壳 15 克，升麻 3 克。水煎服。

2. 小儿秘涩：枳壳（煨、去瓤）、甘草各 3 克。以水煎服。

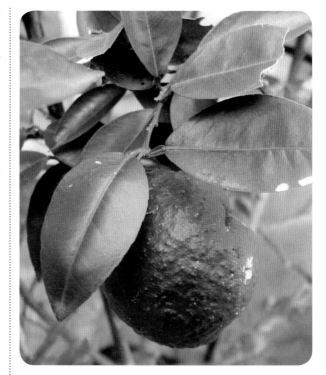

第三十一卷 果部(壳果类)

9 荔枝（荔枝核）

【基　源】　荔枝核为无患子科植物荔枝的种子。

【原植物】　常绿乔木。双数羽状复叶互生；革质，长椭圆形，先端渐尖，基部楔形，全缘。圆锥花序顶生，绿白色或淡黄色，杂性；花被杯状，4裂，密被锈色柔毛。核果卵圆形，果皮干硬而薄，有瘤状突起，红色。种子外被白色假种皮，肉质。种子长圆形，有光泽。花期2～3月。果期6～7月。

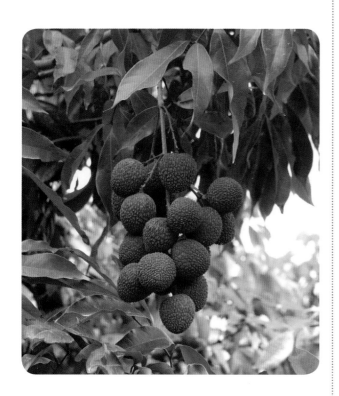

【生境分布】　福建、广东、海南、广西、四川等

省区有栽培。

【采收加工】　6～7月果皮变红时采摘，除去果皮及果肉，晒干。

【性状鉴别】　本品种子呈长圆形或卵圆形，略扁，长1.5～2.2厘米，直径1～1.5厘米。表面棕红色或紫棕色，平滑，有光泽，略有凹陷及细波纹。一端有类圆形黄棕色的种脐，直径约7毫米。质硬，子叶2，棕黄色。气微，味微甘、苦、涩。

【炮　制】　荔枝核：除去杂质，洗净，干燥。用时捣碎。盐荔枝核：取净荔枝核，捣碎后照盐水炙法炒干。

【性味功能】　味甘、涩，性温。有理气，祛寒，散结止痛的功能。

【主治用法】　用于胃脘痛，疝气痛，妇女气滞血瘀，腹痛。用量4.9～9克。

【现代研究】

1. 化学成分　种子含皂甙、鞣质，又含 α-（亚甲环丙基）甘氨酸。

2. 药理作用　本品主要有降血糖作用，还能对抗鼠伤寒沙门氏菌的诱变作用。

【应　用】

1. 血气刺痛：荔枝核烧存性25克，香附子50克，研末，盐酒送下。

2. 疝气，睾丸炎：荔枝核、陈皮、小茴香。研末糊丸，空心酒服。

3. 心腹胃脘久痛：荔枝核3克，木香2.4克。研末，水调服。

4. 脾虚久泻：荔枝核、大枣各7枚，山药、鸡内金各6克，水煎服。

ᖪ 龙眼（龙眼肉）

【基　源】　龙眼肉为无患子科植物龙眼的假种皮。

【原 植 物】　别名：桂圆、桂圆肉。常绿大乔木。双数羽状复叶，互生，小叶2～6对，革质，长椭圆形或长椭圆状披针形，先端钝尖或钝，基部偏斜，全缘或波状。顶生或腋生圆锥花序，密生锈色星状毛；花瓣5，淡黄色。核果球形，果皮薄，干后近木质，黄褐色。种子球形，黑色有光泽，外有白色、肉质、甜味的假种皮。花期3～4月。果期7～9月。

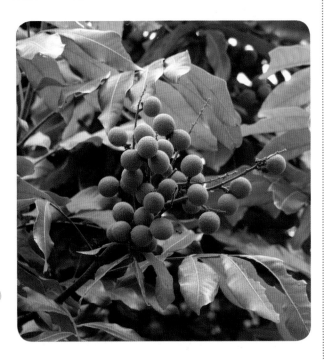

【生境分布】　生于热带和亚热带，栽培。分布于福建、台湾、广东、广西、云南、贵州、四川等省区。

【采收加工】　7～9月果实成熟时采收，去果皮及核，晒干。

【性状鉴别】　假种皮为不规则块片，常粘结成团。黄棕色至棕色，半透明。外表面（近果皮的一面）皱缩不平；内表面（粘附种子的一面）光亮，有细纵皱纹。质柔润，有粘性。气微香，味甚甜。以片大而厚、色黄棕、半透明、甜味浓者为佳。

【炮　制】　烘干或晒干，剥去果皮，取其假种皮。或将果实入开水中煮10分钟，捞出摊放，使水分散失，再烤一昼夜，然后剥取假种皮；晒干。

【性味功能】　味甘，性温。有补心脾，益气，益血，安神的功能。

【主治用法】　用于病后体虚，神经衰弱，健忘，心悸，失眠，食少体倦，贫血，便血，月经过多等。用量10～15克。

【现代研究】

1. 化学成分　含葡萄糖、酒石酸、蔗糖、维生素B_1、B_2、P、C。

2. 药理作用　龙眼水浸剂在试管内对奥杜盎氏小芽胞癣菌有抑制作用。还有镇静和健胃作用。

【应　用】

1. 神经衰弱：龙眼肉、黄芪、白术、党参、茯神、酸枣仁各9克，当归6克，广木香1.5克（后下），远志3克，炙甘草、生姜各4.5克，红枣15克。水煎服。

2. 崩漏，久泻：龙眼肉30克，大枣15克。水煎服。

3. 血小板低，贫血：龙眼肉9克，花生米（连红衣）15克。水煎服。

4. 产后血虚，浮肿：龙眼肉、生姜、大枣。水煎服。

ᖪ 橄榄（青果）

【基　源】　青果为橄榄科植物橄榄的果实。

【原 植 物】　常绿乔木。树干有胶粘性芳香树脂。单数羽状复叶互生，小叶9～15对生，革质，椭圆状披针形，先端渐尖，基部偏斜，全缘。圆锥花序顶生或腋生；花小，两性或杂性；花萼杯状，3～5裂；花瓣3～5，白色或绿白色，花盘明显。核果卵状纺锤形，青绿色或黄绿色，光滑；果核坚硬，纺锤形，有棱及槽。花期5～7月。果期8～11月。

【生境分布】　栽培于杂木林中或山坡上。分布于福建、台湾、广东、广西、海南、四川及云南等省区。

【采收加工】　秋季果实成熟时采摘，生用或晒干或阴干。

【性状鉴别】　本品果实呈纺锤形，两端钝尖，长2.5～4厘米，直径1～1.5厘米。表面棕黄色或黑褐色，有不规则深皱纹。果肉厚，灰棕色或棕褐色。果核（内果皮）梭形，暗红棕色，表面具纵棱3条，其间各有2条弧形弯曲的沟；质坚硬，破开后其内多分3室，各有种子1颗。外种皮黄色，常紧贴于内果皮上，内种皮红棕色，膜质，胚乳极薄，子叶2片。气无，果肉味涩，久嚼微甜。

【炮　制】　洗净，鲜用或用微火烘干。

【性味功能】　味甘、酸，性平。有清热解毒，利咽，生津的功能。

【主治用法】　用于咽喉肿痛，暑热烦咳，肠炎腹泻，预防脑膜炎；用量3～9克。鲜果汁用于河豚、鱼、蟹中毒，用量不限。

【现代研究】

1．化学成分　本品果实含蛋白质，脂肪，碳水化合物，钙，磷，铁，抗坏血酸，种子含挥发油及香树脂醇等，种子油中含多种脂肪酸：己酸，辛酸，癸酸，月桂酸，肉豆蔻酸，硬脂酸，棕榈酸等。茎叶中含短叶老鹳草素、金丝桃甙、并没食子酸、a-香树脂醇、β-香树脂醇、乌苏-12-烯-3a，16β-二醇、乌苏-12-烯-3β，16β-二醇、齐墩果-12-烯-3a，16β 二醇等成分。

2．药理作用　本品具有保肝作用。

【应　用】

1．细菌性痢疾：鲜橄榄100克，水煎服。

2．唇裂生疮：橄榄。炒黄，研末，油调涂患处。

3．咽喉肿痛：鲜橄榄、鲜莱菔子，水煎服。

4．湿疹皮炎，女阴溃疡，渗出性红斑：橄榄捣烂，文火煎煮，用滤液湿敷患处。

附注：根味淡，性平。有舒筋活络，祛风除湿的功能。用于风湿腰腿酸痛，产后风瘫，手脚麻木。用量9～15克。

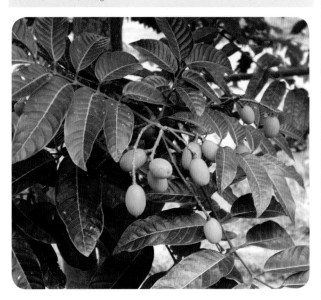

5　乌榄

【基　源】　本品为橄榄科植物乌榄的果实，干燥根和叶亦供药用。

【原植物】　别名：木威子、黑榄常绿大乔木。树皮灰白色。单数羽状复叶，小叶15～11片，矩圆形或卵状椭圆形，先端锐尖，基部偏斜，全缘，上面网脉明显，下面平滑。花白色。圆锥花序顶生或腋生，花萼杯状，3～5裂；花瓣3～5，长约为萼片3倍；雄蕊6。核果卵形或椭圆形，两端钝，成熟时紫黑色。花期夏季。

467

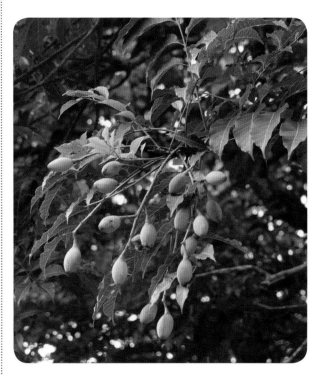

【生境分布】　生于低海拔山地林中。分布于我国南部地区。

【采收加工】　全年可采收根部，切片晒干。秋季采收叶晒干。

【性状鉴别】　本品核果呈卵状长圆形，表面棕褐色。果核长纺锤状腰鼓形，两端锐尖，表面浅褐色，凹凸不平，具3条明显的纵棱纹，细棱间又各具不甚明显的粗棱。先端具3个眼点，每一眼点两侧各具一弧形细纵沟，直达种子中下部，2条细沟向相反方向弯曲。

【炮　制】　采摘，去杂质，晒干。

【性味功能】　根味淡，性平。有舒筋活络，祛风除湿的功能。叶微苦、微涩，性凉。有清热解毒，消肿止痛的功能。

【主治用法】 根用于风湿腰腿痛，手足麻木；用量15～30克。

叶用于感冒，上呼吸道炎，肺炎，多发性疖肿；用量9～18克。

【现代研究】

1. 化学成分 本品含有挥发油，主要有：1-甲基-2-(1-甲乙基) 苯、D-柠檬烯、α-侧柏烯、α-蒎烯、己酸、己醛、石竹烯、氧化石竹烯、1-戊醇、1-己醇、β-水芹烯、古巴烯、α-蛇麻烯、2-戊基-呋喃、壬醛、杜松烯和 (-)-斯帕苏烯醇等成分。

2. 药理作用 本品具有降压作用、抗氧化、抗衰老作用。

【应　　用】

1. 上呼吸道炎，肺炎，多发性疖肿：乌榄叶切碎，水煎浓缩成浸膏，再制成片剂，口服。

2. 风湿腰腿痛：乌榄根15克。水煎服；并研末，油调涂敷腰腿痛处。

§ 余甘子

【基　　源】 本品为大戟科植物余甘子的果实。

【原植物】 别名：柚柑、滇橄榄。落叶灌木。单叶互生，密集为二列，形似羽状复叶；先端钝，基部圆或偏斜，全缘。花单性，雌雄同株，花小，黄色，3～6朵呈团伞花序，簇生叶腋，每花簇有1朵雌花和数朵雄花。蒴果球形或扁圆形，淡黄色或紫红色，6棱，干后裂成6片。种子6，褐色，稍3棱形。花期4～5月。果期9～11月。

468

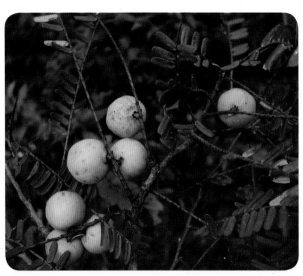

【生境分布】 生于林下、灌丛中或山坡阳处。分布于福建、台湾、广东、广西、四川、贵州、云南等省、自治区。

【采收加工】 秋季果实成熟时采收，除去杂质，晒干。

【形状鉴别】 本品呈球形或扁球形。表面棕褐色至墨绿色，有浅黄色颗粒状突起，具皱纹及不明显的6棱，果梗约1毫米。外果皮厚1～4毫米，质硬而脆。内果皮黄白色，硬核样，表面略具6棱，背缝线的偏上部有数条筋脉纹，干后可裂成6瓣。种子6，近三棱形，棕色。气微，味酸涩。

【性味功能】 味甘、酸、涩，性凉。有清热凉血，消食健胃，生津止咳的功能。

【主治用法】 用于高血压，消化不良，咳嗽，喉痛，口干，烦渴，牙痛，维生素C缺乏症。用量3～9克。多入丸散服。

【现代研究】

1. 化学成分 余甘子果实含大量维生素C，又含鞣质。果皮含没食子酸和油柑酸、没食子酚。种子油含亚麻酸、亚油酸、油酸、肉豆蔻酸等。

2. 药理作用 干燥果实的提取物对葡萄球菌、伤寒杆菌等有抑菌作用；对家兔有一定的降血脂作用。

【应　　用】

1. 喉热，咽喉炎：鲜余甘子，含嚼。

2. 高血压，高血脂：余甘子，水煎服。

3. 糖尿病：余甘子，嚼服。

4. 感冒发热、咳嗽、口干烦渴：鲜余甘子30枚，水煎服。

附注：其根、叶亦供药用。味辛，性平。根用于高血压，胃痛，肠炎，淋巴结结核。叶用于水肿，皮肤湿疹，用量9～18克。

§ 阳桃

【基　　源】 本品为酢浆草科植物阳桃，以根、枝叶、花及果实入药。

【原植物】 常绿乔木。单数羽状复叶，互生；叶柄及总轴被短柔毛；小叶5～11，叶卵形或椭圆形，先端短尖，基部圆截形，全缘，圆锥花序生于茎枝上；花小，钟形，萼片5，红紫色；花瓣5，白色或淡紫色。浆果肉质，绿色有5翅状棱角。花期5~10月。果期6~11月。

【生境分布】 福建、台湾、广东、海南、广西、云南等省区有栽培。

【采收加工】 根、枝叶全年均可采。花春末夏初采摘。果实秋季采摘，鲜用或晒干。

【性状鉴别】 浆果卵状或椭圆状，长5~8厘米，淡黄绿色，光滑，具3~5翅状棱。

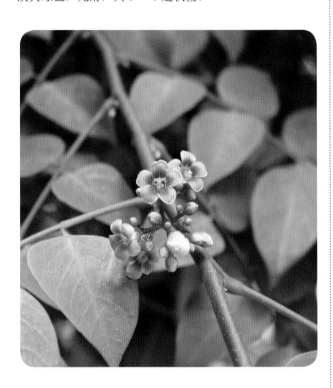

【炮　制】 采果后鲜用或晒干

【性味功能】 根味酸、涩，性平。有涩精，止血，止痛的功能。枝性凉。有祛风利湿，消肿止痛的功能。花味甘，性平。有清热的功能。果实有生津止咳的功能。

【主治用法】 根用于遗精，鼻衄，慢性头痛，关节疼痛。枝叶用于风热感冒，急性胃肠炎，小便不利，产后浮肿；外用于跌打损伤，痈疽肿毒。果实用于风热咳嗽，咽喉痛，脾脏肿大，疟疾。用量15~30克。外用适量。

【现代研究】

1. 化学成分　本品含挥发性成分：1-二十三碳烯，亚油酸，十六碳酸1-二十五碳烯，γ-十二碳内酯，3，7，11，15-四甲基十六碳-1，3，6，10，14-五烯，芳香酯类、内酯和一些类胡萝卜素前体化合物，有1，1，5-三甲基-6-亚丁烯基-4-环乙烯的4个异构体等。尚含维生素，并含草酸，枸橼酸（citricacid），苹果酸，蔗糖，果糖，葡萄糖等。

2. 药理作用　本品降低血脂、降低胆固醇等作用，还可保护肝脏、降低血糖。

【应　用】

1. 慢性头痛：鲜阳桃根30克，豆腐200克共同炖服。

2. 跌打损伤，痈疽肿毒：鲜阳桃叶适量捣烂敷患处。能止血，止痛，散热拔毒。

9　榧树（榧子）

【基　源】 榧子为红豆杉科植物榧树的干燥成熟种子。

【原植物】 乔木。叶条形，两列。花单性，雌雄异株，雄球花单生于叶腋，雄蕊多数，4~8轮；雌球花成对着生叶腋，只1花发育。种子核果状，椭圆形、倒卵圆形，假种皮淡紫褐色，有白粉，顶端微凸，基部具宿存苞片。花期4月，种子翌年10月成熟。

【生境分布】 生于向阳凉爽山坡、旷地、路旁或屋边，常有栽培。分布于安徽、浙江、江西、福建、湖南及贵州等地。

【采收加工】 10~11月采摘种子，除去假种皮，洗净，晒干。

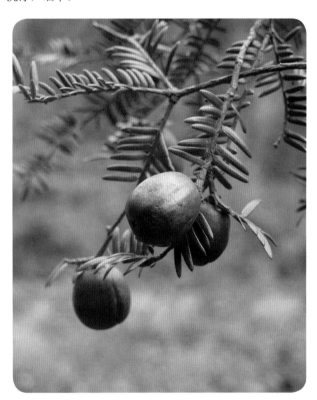

【性状鉴别】 本品呈椭圆形或长卵圆形，长2～4厘米，直径1.5～2.5厘米。外表面黄棕色至深棕色，微具纵棱，一端钝圆，具一椭圆形种脐，色稍淡，较平滑，另端略尖。种皮坚而脆，破开后可见种仁1枚，卵圆形，外胚乳膜质，灰褐色，极皱缩，内胚乳肥大，黄白色，质坚实，富油性。气微，味微甜涩。

【炮　制】

榧子：拣净杂质，或去壳取仁，用时捣碎；

炒榧子：将净仁微炒至外表褐黑，内仁黄黑，发出焦香味为度。或用砂拌炒至熟透，内呈黄色，外具焦斑，取出，筛去砂，放冷。

【性味功能】 味甘，性平。有杀虫消积，润燥的功能。

【主治用法】 用于虫积腹痛，小儿疳积，燥咳，便秘，痔疮等症。用量15～30克。

【现代研究】

1. 化学成分　本品含脂肪油，大部分为不饱和脂肪酸。

2. 药理作用　本品具有驱钩虫与蛲虫作用。

【应　用】

1. 丝虫病：榧子肉250克，血余炭50克，研末，调蜜搓成丸，口服。

2. 钩虫病：榧子150～250克，炒食；或榧子、使君子肉、大蒜，水煎服。

3. 大便秘结，小儿疳积：榧子，研末，水冲服。或炒食。

4. 蛔虫病、蛲虫病：榧子、使君子、大蒜，水煎服。

5. 绦虫病：榧子去皮，槟榔，南瓜子。共炒食。

9 海松子

【基　源】 本品为松科植物红松的种子。

【原植物】 常绿针叶乔木。幼树树皮灰红褐色，皮沟不深，近平滑，鳞状开裂，内皮浅驼色，裂缝呈红褐色，大树树干上部常分杈。心边材区分明显。边材浅驼色带黄白，常见青皮；心材黄褐色微带肉红，故有红松之称。枝近平展，树冠圆锥形，冬芽淡红褐色，圆柱状卵形。针叶5针一束，长6～12厘米，粗硬，树脂道3个，叶鞘早落。球果圆锥状卵形，长9～14厘米，径6～8厘米，种子大，倒卵状三角形。花期6月，球果翌年9～10月成熟。

【生境分布】 生长于湿润的缓山坡或排水良好的平坦地，多与阔叶树成混交林。分布于东北。

【采收加工】 果熟后采收，晒干，去硬壳，取出种子。

【性状鉴别】 种子倒卵状三角形，无翅，红褐色，长1.2～1.6厘米，宽7～10毫米。种皮坚硬，破碎后或可见种仁，卵状长圆形，先端尖，淡黄色或白色。有松脂样香气，味淡有油腻感。

【性味功能】 味甘，性温。有滋阴润肺，息风，滑肠的功能。并有润泽皮肤，敷荣毛发的功能。

【主治用法】 用于肺燥干咳，大便虚秘，诸风头眩，骨节风，风痹。用量4.5～9克，煎汤；或入膏、丸；或嚼服。

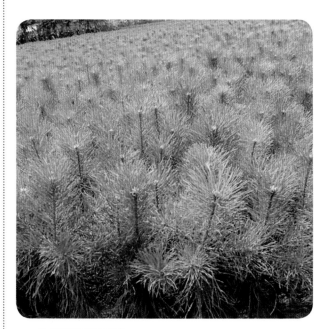

【现代研究】

1. 化学成分　种子含止权酸和挥发油，挥发油由26个烃类、17个酯类、16个醛类、12个酮、31个醇、11个碱、2个酸等组成。

2. 药理作用　松子内含有大量的不饱和脂肪酸，常食松子，可以强身健体，特别对老年体弱、腰痛、便秘、眩晕、小儿生长发育迟缓均有补肾益气、养血润肠、滋补健身的作用。

【应　用】

1. 肠燥便秘：可以本品配柏子仁、火麻仁等份同研，熔白蜡为丸，黄芪汤送服。

2. 肺燥咳嗽：与胡桃仁共捣成膏状，加熟蜜，饭后米汤送服。

【注意】 脾虚便溏，湿痰者禁用。

§ 槟榔

【基源】 本品为棕榈科植物槟榔的种子。

【原植物】 高大常绿乔木。羽状复叶丛生于茎端，总叶轴三棱形，有长叶鞘，小叶片多数，披针形或线形，先端有分裂。肉穗花序生于最下叶鞘束下，有黄绿色佛焰苞状大苞片；花单性，雌雄同株；雌花较大而少，花被6。坚果卵圆形，花被宿存，橙黄色。花期3～8月。果期12月至翌年2月。

【生境分布】 栽培于阳光充足、湿度大的林间或村旁。分布于福建、台湾、广东、海南、广西、云南等地区。

【采收加工】 冬、春季果熟时采摘，剥下果皮，取其种子，晒干。剥下果皮，晒干捶松，为大腹皮。

【性状鉴别】 本品种子扁球形或圆锥形，顶端钝圆，基部平宽，高1.5～3厘米，基部直径1.5～3厘米。表面淡黄棕色至暗棕色，有稍凹下的淡色网状纹理，偶附有银白色内果皮斑片或果皮纤维，基部中央有凹窝（为珠孔部位），旁有大形淡色种脐。质极坚硬，切断面可见大理石样纹理，系红棕色的种皮及外胚乳向内错入于类白色的内胚乳而成，纵剖面珠孔部位内侧有空隙，藏有细小干缩的胚。气微，味微苦涩。

【炮制】

槟榔：拣去杂质，以清水浸泡，按气温情况换水，至泡透为止，捞起，切片，晾干。或取拣净的槟榔打碎如豆粒大，亦可。

炒槟榔：取槟榔片置锅中，文火炒至微微变色，取出，放凉。

焦槟榔：用武火把槟榔片炒至焦黄色时，喷洒清水，取出，放凉。

【性味功能】 苦、辛，性温。有消积驱虫，降气行水的功能。

【主治用法】 用于食积腹痛，泻痢后重，蛔虫病，疟疾，水肿胀满，脚气肿痛。用量3～9克。

【现代研究】

1. 化学成分 本品含总生物碱，主要为槟榔碱，及少量的槟榔次碱，去甲基槟榔碱，去甲基槟榔次碱等，还含鞣质，内有右旋儿茶精，左旋表儿茶精，原矢车菊素A-1，B-1和B-2，又含脂肪酸，脂肪酸主要有月桂酸，肉豆蔻酸，棕榈酸，硬脂酸等。还含氨基酸、甘露糖，半乳糖，槟榔红色素及皂甙等。

2. 药理作用 本品具有驱虫作用，促进消化液分泌，增加食欲作用，还有抗病原微生物作用、抗高血压和抗癌作用。

【应用】

1. 青光眼：槟榔片，水煎液，滴眼。

2. 蛔虫病、绦虫病、钩虫：鲜槟榔切片，水煎服。

3. 心脾疼：槟榔，高良姜，焙干，研末，米饮调下。

4. 血痢：槟榔3克，芍药50克，当归15克，大黄、黄芩、黄连、木香各4.5克，研末，水煎温服，每次15克。

附注：槟榔的果皮捶松后亦做药，称大腹皮，味辛，性微温。有下气宽中，行水的功能。用于胸腹胀闷，泄泻尿少，水肿，脚气等。用量4.5～9克。

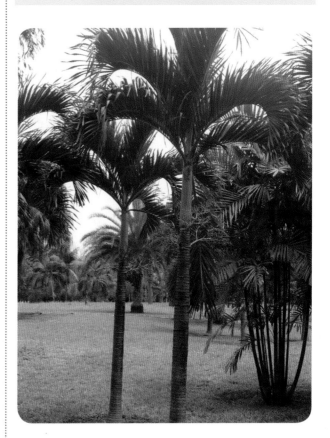

§ 大腹皮

【基源】 本品为棕榈科植物槟榔的果皮。

【原植物】 见槟榔条。

【生境分布】 生长于无低温地区和潮湿疏松肥沃

的土壤、高环山梯田。分布于海南、广西、云南等地。

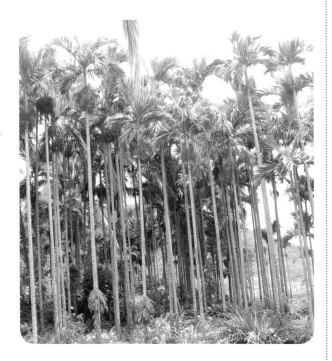

【采收加工】　冬季至次春采收未成熟的果实，煮后干燥，纵剖两瓣，剥取果皮，习称"大腹皮"；春末至秋初采收成熟果实，煮后干燥，剥取果皮，打松，晒干，习称"大腹毛"。

【性状鉴别】　大腹皮：为瓢状椭圆形、长椭圆形或长卵形，外凸内凹，长4～7厘米，少数为3厘米，最宽处达2～3.5厘米，厚0.2～0.5厘米。外界皮为深棕色至近黑色，稍嫩的有不规则的皱纹及横纹隆起，其他为近光滑或微带纵皱纹，稍显光泽；顶端有柱基痕，另一端是果柄及残存萼片。中果皮为黄白色至灰黄色的疏松纤维，纤维略呈纵向排列。内果皮凹陷，呈黄褐色或深褐色。表面略光滑呈硬壳状。体轻，质硬，可纵向撕裂。气微，味淡微涩。以身干、深褐色、长椭圆形、皱皮结实、有光泽者为佳。大腹毛（纤维性果肉）：为疏松纤维，略呈纵向排列或松散，长4～7厘米，厚0.3～0.6厘米。黄白色或淡棕色，间有黏附外界皮及硬壳状的内果皮碎片。体轻松，质柔韧，易纵向撕开，外层松散成缕，内层纤维较粗，呈棕毛状。气无，味淡。

【炮　　制】　大腹皮：除去杂质，洗净，切段，干燥；

大腹毛：除去杂质，洗净，干燥。

【性味功能】　味辛，性微温。有行气导滞，利水消肿的功能。

【主治用法】　用于湿阻气滞，脘腹胀闷，大便不爽，水肿胀满，脚气浮肿，小便不利。内服，煎汤，用量6～9克，或入丸剂；外用煎水洗或研末调敷。外用适量。

【现代研究】

1. 化学成分　少量槟榔碱含儿茶素。

2. 药理作用　对肠平滑肌的作用：大腹皮煎剂能使兔离体肠管紧张性升高，收缩幅度减少，其作用可被阿托品所拮抗。

【应　　用】

1. 脚气肿满，二便秘涩：大腹皮、槟榔、郁李仁（汤浸去皮炒）各30克，木通、桑白皮、牵牛子（炒）各60克，木香15克，为散。每服12克，入姜、葱白，水煎服。

2. 头面四肢肿满，心腹膨胀，上气喘气：大腹皮、桑白皮、陈皮、小姜皮、茯苓皮各等份，为散。每服10克，水煎服。

3. 肝硬化腹水消胀：大腹皮30克，香橼、莱菔子、神曲各20克，川朴、鸡内金各15克，砂仁10克，干蟾蜍10个焙，益母草100克，水煎300毫升，每日1剂，分2次服，15日为1个疗程。

【注意】　本品辛散耗气，气虚者慎用。

⑨ 椰子

【基　源】　本品为棕榈科植物椰子的果肉汁和果壳。其根皮，胚乳亦做药用。

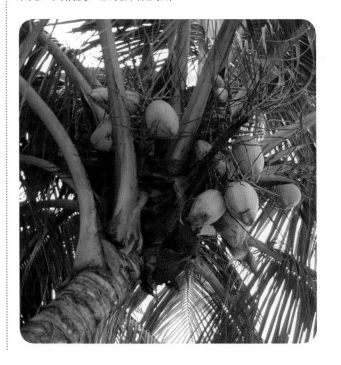

【原植物】 植株高大，乔木状，高15～30米。茎粗壮，直立，不分枝，有环状叶痕。叶簇生于茎顶，叶柄粗壮，叶片羽状全裂；外向折叠，革质，线状披针形，先端渐尖。花序腋生，多分枝；佛焰苞纺锤形，厚木质，老时脱落；雄花萼片3，鳞片状；花瓣3，卵状长圆形；雌花基部有小苞片数枚，萼片阔圆形；花瓣与萼片相似，但较小。果卵球状或近球形，顶端微具三棱，外果皮薄，中果皮厚纤维质，内果皮木质坚硬，基部有3孔，果腔含有胚乳（即果肉），胚和汁液。花果期主要在秋季。

【生境分布】 生于气温较高的沿河及溪谷两岸，在我国栽培于福建、台湾、广东、海南及云南等地区。

【采收加工】 果实成熟时采集，随时取肉汁及果壳。根皮全年可采。

【性状鉴别】 本品呈心形，直径约5～10厘米，有时纵剖成两瓣；种皮棕紫红色，具众多而凹陷的网状纹理，其一侧有数条纵理（种脊），种皮薄。果肉（胚乳）厚约1厘米，洁白色，内有大形空腔，新鲜食之香而可口，干时较硬，折断面光滑，富油性。气微，味微甘。如放置时间过长，胚乳变为淡黄，则有脂肪酸败气，味微辛辣。

【性味功能】 味甘，性温。肉汁：有补虚，生津，利尿，杀虫的功能。果壳：益气，祛风，利湿止痒的功能。根皮：有止血、止痛的功能。

【主治用法】 肉汁用于心脏性水肿，口干烦渴，杀姜片虫；果壳外用于体癣，脚癣。根皮用于止血，止痛。用量，椰汁或椰肉均适量。根外用适量。

【现代研究】

1. 化学成分 椰子含油35%～45%。油中含游离脂肪酸、羊油酸、棕榈酸、羊脂酸、油酸、月桂酸。还含豆甾三烯醇、豆甾醇及岩藻甾醇等。

2. 药理作用 暂无。

【应用】

1. 心脏性水肿：椰子汁适量口服。服后尿量增多，体重逆减，尿钠排出量增加。

2. 姜片虫：成人于早晨空腹口服半个至1个椰子，先饮汁，后吃椰肉，3小时后进食。

⑤ 菠萝蜜

【基源】 本品为桑科植物菠萝蜜的果仁。

【原植物】 别名：树菠萝。常绿乔木，有乳汁。叶互生，厚革质，椭圆形或倒卵形，全缘，不裂或幼枝上的叶3裂，无毛。花多数，雌雄同株；雄花序顶生或腋生，圆柱形，花被片2，雄蕊1；雌花序圆柱形或长圆形，生树干或主枝，花被管状。聚花果，有六角形瘤状突起。花期2～3月。果期9～10月。

【生境分布】 福建、台湾、广东、海南、广西和云南东南部等省区。

【采收加工】 夏、秋间成熟时采收。多用鲜者。

【性味功能】 味甘，性平。有滋养益气，生津止渴，通乳的功能。

【主治用法】 用于产后乳少或乳液不通，脾胃虚弱。用量60～100克。炖肉服或水煎服。

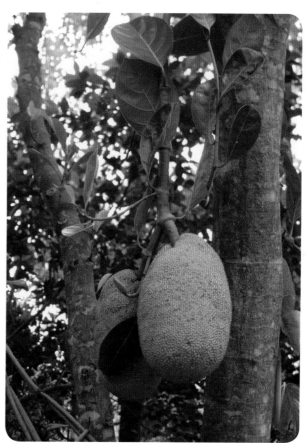

【应用】

1. 产后乳少或乳汁不通：种仁100～400克，炖肉服，或水煎服，并食果仁。

2. 皮肤溃疡：菠萝蜜叶，研磨粉末敷创伤。

3. 疮疖红肿或疮疖红肿引起的淋巴结炎：鲜菠萝蜜树液涂患处。

6 无花果

【基　源】　本品为桑科植物无花果的干燥果实。

【原 植 物】　落叶小乔木，高 10 米，具乳汁，多分枝。叶互生，厚革质，倒卵形或近圆形，顶端钝，基部心脏形，边缘 3～5 裂，少有不分裂者，掌状叶脉明显。隐头花序；花单性同株，小花白色，极多数，着生于总花托的内壁上；花托单生于叶腋间，有短梗，梨形，肉质而厚。花柄细长，花被线形，雄蕊丝状，雌花广线形。瘦果三棱状卵形。花期 6～8 月，果期 9～11 月。

【生境分布】　全国各地多有栽培。

【采收加工】　夏、秋季采收未成熟青色花序托，放于沸水内烫过，立即捞起，晒干或烘干。

【性状鉴别】　干燥的花托呈倒圆锥形或类球形。表面淡黄棕色至暗棕色、青黑色，有波状弯曲的纵棱线；顶端稍平截，中央有圆形突起，基部较狭，带有果柄及残存的苞片。质坚硬，横切面黄白色，内壁着生众多细小瘦果，有时上部尚见枯萎的雄花。瘦果卵形或三棱状卵形，长约 1～2 毫米，淡黄色，外有宿萼包被。气微，味甜。

【性味功能】　味甘，性凉。有润肺止咳，清热健胃，清肠的功能。

【主治用法】　用于肠炎，痢疾，便秘，痔疮，咽喉肿痛，咳喘，外用于痈疮疥癣。用量 15～30 克。外用适量。

【现代研究】

1. 化学成分　本品含枸橼酸、延胡索酸、草酸、苹果酸、奎尼酸等有机酸以及生物碱、甙类、糖类等。

2. 药理作用　无花果含丰富的营养成分，供食用。在便秘时，可用作食物性轻泻剂。其水提取物抗肿瘤作用。

【应　用】

1. 肠炎，痢疾：无花果 7 枚，水煎服。

2. 肺燥干咳，声哑：无花果 5 钱，冰糖水煎服。

3、痈肿：无花果叶，煎水熏洗患处。

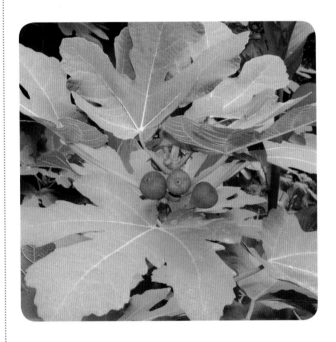

⑨ 花椒

【基　　源】　本品为芸香科植物花椒的果皮。

【原 植 物】　别名：川椒、红椒、蜀椒。小乔木。茎上有皮刺及皮孔。奇数羽状复叶互生，有小叶翼；小叶5～9，对生，纸质，卵形或卵状长圆形。顶生聚伞状圆锥花序，单性异株。果球形，自顶端沿腹背缝线开裂，成基部相连的两瓣状，红色至紫红色，极皱缩，外面密生疣状突起的腺体。种子圆球形，黑色，有光泽。花期3～5月。果期7～10月。

【生境分布】　生于山坡灌木丛或路旁，栽培于庭园。分布于河北、甘肃、陕西、河南、山东、江西、湖北、湖南、广东、广西及西藏等省治区。

【采收加工】　秋季果实成熟时采摘，晒干。

【性状鉴别】　干燥果皮（又名：红花椒、红椒、大红袍）腹面开裂或背面亦稍开裂，呈两瓣状，形如切开之皮球，而基部相连，直径4～5毫米；表面红紫色至红棕色，粗糙，顶端有柱头残迹，基部常有小果柄及1～2个未发育的心皮，呈颗粒状，偶有2～3个小蓇葖果并生于果柄尖端。外果皮表面极皱缩，可见许多呈疣状突起的油腺，油腺直径0.5～1毫米；内果皮光滑，淡黄色，常由基部与外果皮分离而向内反卷。有时可见残留的黑色种子。果皮革质，具特殊的强烈香气，味麻辣而持久。以鲜红、光艳、皮细、均匀、无杂质者为佳。

【炮　　制】　除去果柄及种子（椒目）。置锅内炒至发响、油出，取出，放凉。

【性味功能】　味辛，性温。有温中止痛，杀虫止痒的功能。

【主治用法】　用于脘腹冷痛，呕吐泄泻，虫积腹痛；外治湿疹，阴痒。内服：3～6克，煎服。外用：适量。

【现代研究】

1. 化学成分　花椒果实含挥发油0.7%（贵州产）、2%～4%（甘肃产）、4%～9%（广东产）。挥发油中含牻牛儿醇、柠檬烯、枯醇等。果实尚含甾醇、不饱和有机酸等。

2. 药理作用　所含牻牛儿醇，小剂量能抑制大鼠的自发活动。对离体兔小肠，低浓度时作用不恒定。有时有轻度但较久的运动亢进，大剂量则抑制肠运动。给大鼠口服后，能抑制胃肠运动（食糜的通过速度减慢），对大肠运动则影响不大。接近致死量时则有泻下作用。小量口服，对大鼠有轻度利尿作用；但大量可抑制排泄。给兔静脉注射可发生迅速而显着的降压作用。

【应　　用】

1. 脘腹冷痛：花椒、干姜各6克，党参12克，加糖温服。

2. 寒湿泄泻：花椒、苍术、陈皮、木香。水煎服。

3. 虫积腹痛：花椒、生姜、榧子。水煎服。

4. 皮肤湿疹瘙痒：花椒、地肤子、苦参、白矾。煎水熏洗。

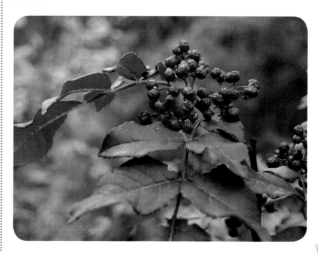

⑤ 青椒（花椒）

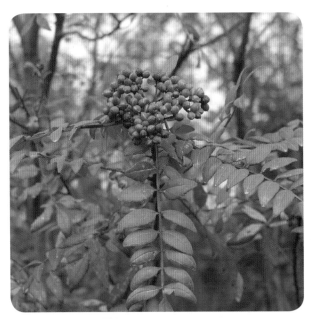

【基　源】　花椒为芸香科植物青椒的干燥成熟果皮。

【原植物】　别名：香椒子、天椒、山椒、川椒、香花椒。小灌木，生硬皮刺。奇数羽状复叶，互生，叶轴具狭窄的翼，中间下陷成小沟状，小叶 15～21，对生或近对生，不对称卵形至椭圆状披针形，先端急尖，有钝头，基部楔形，有时歪斜不整齐，边缘有细钝锯齿，齿间有腺点，小叶柄极短。伞房状圆锥花序顶生，单性，雌雄异株或杂性，花小而多；花萼 5；花瓣 5，青色。果草绿色至暗绿色，有细皱纹，腺点色深呈点状下陷，先端有极短的喙状尖。种子卵圆形，黑色，有光泽。花期 8～9 月，果期 10～11 月。

【生境分布】　生于林缘、灌木丛中或坡地石旁。分布于辽宁、河北、河南、山东、江苏、安徽、浙江、江西、湖南、广东、广西等地。

【采收加工】　秋季果实成熟时采摘，晒干。

【性状鉴别】　本品为 1～3 个球形分果。每一分果直径 3～4 毫米，顶端具短小喙尖。外表面草绿色、黄绿色或棕绿色，有网纹及多数凹下的油点。内果皮灰白色。果柄无毛茸。果皮质薄脆，气清香，味辛微甜。以粒大、色紫红、香气浓烈者为佳。

【性味功能】　味辛，性温。有温中助阳，散寒燥湿，止痒，驱虫的功能。

【炮　制】　除去杂质，晒干。

【主治用法】　用于脘腹冷痛，呕吐，腹泻，阳虚痰喘，蛔虫症，蛲虫病。外用于皮肤瘙痒、疮疥等。用量 3～6 克。水煎服。

【现代研究】

1. 化学成分　本品含有挥发油，其主成分为爱草脑，还含月桂烯，柠檬烯，a- 和 β- 水芹烯，a- 和 β- 蒎烯，香桧烯，β- 罗勒烯 -X，丁香油酚，此外还含茴香脑，茴香醚，香叶木甙，苯甲酸，青椒碱，香柑内酯等成分。

2. 药理作用　本品具有抑菌、镇痛、抑制血栓形成作用、抗凝血作用和止血作用，并可抗溃疡形成。

【应　用】
同花椒。

⑤ 辣椒

【基　源】　本品为茄科植物辣椒的果实，其根茎枝也入药。

【原植物】　别名：辣子、红海椒、牛角椒。单叶互生；叶片卵状披针形，全缘，先端尖，基部渐窄而下延至柄。花白色或淡黄绿色，1～3 朵腋生，花梗俯垂；花萼杯状，有 5～7 浅裂；花冠幅状，片 5～7；雄蕊 5 个，子房上位，2 室。浆果俯垂，长指状，顶端尖而稍弯，少汁液，果皮和胎座间有空隙，熟后红色。

【生境分布】　我国各地广有栽培。

【采收加工】　6～7 月果红熟时采收，晒干或鲜用。

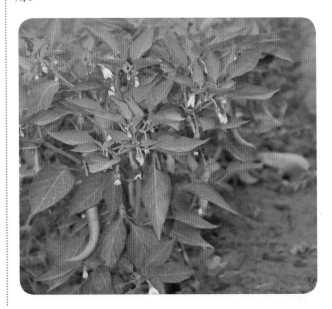

【性状鉴别】 本品为长圆锥形而稍有弯曲,基部微圆,常有绿棕色,具5裂齿的宿萼及稍粗壮而或细直的果柄。表面光滑或有沟纹,橙红色、红色或深红色,具光泽,果肉较厚。质较脆,横切面可见中轴胎座,有菲薄的隔膜将果实分实2~3室,内含多数黄白色,扁平圆形或倒卵形种子。干品果皮皱缩,暗红色,果肉干薄。气特异,催嚏性,味辛辣如灼。

【炮 制】 晒干或鲜用。

【性味功能】 果:味辛,性热。有温中散寒,健胃消食的功能。根:有活血消肿的功能。

【主治用法】 果:用于胃寒疼痛,胃肠胀气,消化不良;外用于冻疮,风湿痛,腰肌痛。根:外用于冻疮。外用适量,煎水患处。对胃及十二指肠溃疡、急性胃炎、肺结核及痔疮患者忌用。

【现代研究】

1. 化学成分 本品含有辣椒碱、二氢辣椒碱、降二氢辣椒碱、高辣椒碱、高二氢辣椒碱;壬酰香荚兰胺、辛酰香荚兰胺;色素为隐黄素、辣椒红素、微量辣椒玉红素、胡萝卜素;尚含维生素C、柠檬酸、酒石酸、苹果酸等成分。

2. 药理作用 本品具有促进食欲、改善消化的作用,尚有抗菌及杀虫、升压和解痉作用。

【应 用】

1. 胃寒疼痛、气滞腹胀:辣椒粉拌菜吃。

2. 风湿性关节炎:辣椒20个,花椒50克,先将花椒煎水,数沸后放入辣椒煮软,取出撕开,贴患处,再用水热敷。

3. 冻疮:辣椒根煎水洗患处。

⑨ 胡椒(白胡椒,黑胡椒)

【基 源】 黑胡椒与白胡椒为胡椒科植物胡椒的果实。

【原植物】 攀援状藤本。叶互生,革质,阔卵形、卵状长圆形或椭圆形,全缘。花杂性,无花被,雌雄同株,排成与叶对生穗状花序;雄蕊2;子房上位。浆果球形,无柄,果穗圆柱状,熟时红黄色。花期4~10月。果期10月至次年4月。

【生境分布】 生于荫蔽处的树林中。分布于东南亚、海南、广西、福建、台湾、云南等省、自治区有引种栽培。

【采收加工】

黑胡椒:果实近成熟果穗基部的果实变红时,晒干。

白胡椒:全部成熟时采收,擦去果肉,洗净晒干。

【性状鉴别】 本品呈近圆球形,直径3~6毫米。表面暗棕色至灰黑色,具隆起的网状皱纹,顶端有细小的柱头残基,基部有自果柄脱落的疤痕。质硬,外果皮可剥离,内果皮灰白色或淡黄色,断面黄白色,粉性,中央有小空隙。气芳香,味辛辣。

【炮 制】 果穗先晒,后去皮,充分晒干。

【性味功能】 味辛,性热。有温中散寒,健胃止痛,消解毒的功能。

【主治用法】 用于胃寒呕吐,腹痛泄泻,食欲不振,癫痫痰多。外用于受寒腹痛,疟疾,冻伤,湿疹等症。用量0.6~1.5克。

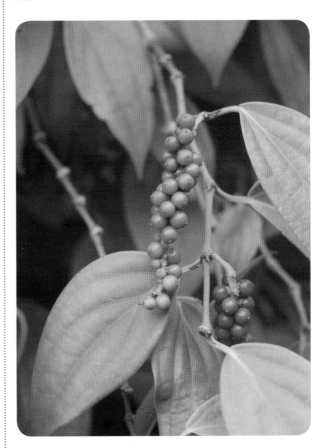

【现代研究】

1. 化学成分 本品含有多种酰胺类化合物:胡椒碱,胡椒酰胺,次胡椒酰胺,胡椒亭碱,胡椒油碱B,又含挥发油:向日葵素,二氢香苇醇,氧化丁香烯,隐品酮,反式-松香苇醇,胡椒酮,β-蒎酮,对聚伞花素-8-醇甲醚等成分。

2. 药理作用　本品具有抗惊厥作用，利胆作用，并有升压作用和杀虫作用。

【应　　用】

1. 小儿消化不良性腹泻：白胡椒粉、葡萄糖粉，水冲服。

2. 牛皮癣，湿疹：白胡椒，研末，水煎外洗敷。

3. 疟疾：白胡椒 0.9 克，研末，撒于膏药上，于发作前 2 小时，在第三胸椎或大椎穴处针刺几下，贴上膏药。

ら 荜澄茄

【基　　源】　荜澄茄为樟科植物山鸡椒的果实。

【原 植 物】　落叶灌木或小乔木。根圆锥形，灰白色。树皮幼时黄绿色，老时灰褐色，有浓烈的姜香，小枝细长。叶互生，长圆状披针形或长椭圆形，全缘，上面亮绿色，下面灰绿色。花小，雌雄异株，花序总梗纤细，每梗顶端有苞片 4，上有 4～6 花组成小球状伞形花序；雄花花被 6，椭圆形；雌花花被 5～6，有多数不育雄蕊。浆果核果状球形，熟时黑色，果梗 3～5 毫米。花期 4～5 月。果期 7～11 月。

【生境分布】　生于向阳山坡林缘、灌丛或杂木林中。亦有栽培。分布于长江以南各省区。

【采收加工】　果实秋季成熟后采收，晒干。

【性状鉴别】　本品呈近圆球形，直径 3～6 毫米。外皮棕黑色或黑褐色，有微细的网状皱纹。果基部常可见残留的小形宿萼，具 6 齿，下连细长的果柄，均易脱落。外果皮及中果皮柔软多油，内果皮薄而坚脆。内含种子 1 粒，子叶 2 片，黄棕色，富油质，旺根细小，朝向果实的顶端。气强烈芳香。

【性味功能】　味辛、微苦，性温。有温中下气，散寒止痛的功能。

【主治用法】　用于胃寒呕吐呃逆，气滞胸腹胀痛，寒疝腹痛，寒证，小便不利，小便浑浊等。用量 1.5～3 克。

【现代研究】

1. 化学成分　本品含有挥发油：D- 香桧烯、D- 莕烯、1，4 - 桉叶素、柠檬醛、甲基庚烯酮，还含荜澄茄素、树脂、荜澄茄酸、荜澄茄内酯、荜澄茄脑、淀粉、树胶、脂肪油、色素等成分。

2. 药理作用　本品具有抗心律失常作用、抗心肌缺血，并有利胆作用、祛痰作用和抑菌作用。

【应　　用】

1. 脾胃虚弱，气滞胸腹胀痛，不思饮食：澄茄子 3 克，神曲。研末制丸，姜汤水送下。

2. 胃寒呕吐呃逆：澄茄子、高良姜各 3 克。水煎服。

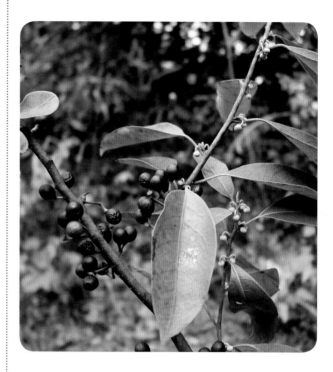

ら 山胡椒

【基　　源】　本品为樟科植物山胡椒的根、树皮、叶及果实入药。

【原 植 物】　灌木或小乔木。叶互生，近革质，宽椭圆形或狭卵形，全缘，被灰白色柔毛。伞形花序腋生，每总苞内有 3～8 花；雄花梗密被白色柔毛；花被片 6，黄色，椭圆形；雌花花被片 6，黄色。果实近球形，黑褐色。花期 3～4 月，果期 7～8 月。

【生境分布】　生于山坡，林缘或路边。分布于山西、陕西、甘肃、河南、四川及华东、中南等省区。

【采收加工】　根、树皮全年均可采，切片晒干。叶夏季采。果实秋季采摘，晒干。

【性状鉴别】　本品干燥根呈圆锥形，支根为圆柱形，弯曲而略扭转，多有支根。外表面灰棕色至灰黄色，有不规则而纵长的隆起和纵沟。栓皮较松，易于脱落。质坚硬，不易折断，折断面不平坦；横切面射线极纤细，微带芳香，味苦，皮部较木质部更苦。

【性味功能】　根味辛，性温。有祛风活络，利湿消肿的功能。树皮味苦，性寒。有清热收敛的功能。叶味辛，性平。有清热解毒，收敛止血的功能。果实味辛，性热。有温中健胃，祛风的功能。

【主治用法】 根用于风湿痹痛，劳伤失力，感冒，扁桃腺炎，咽炎，浮肿。树皮用于烫伤。叶用于疮疖，外伤出血。果实用于胃痛，气喘。用量，根 30～60 克。树皮、叶外用适量。果实 30～60 克。

【现代研究】

1. 化学成分 本品果实含挥发油，油中成分为罗勒烯、α－及 β 蒎烯、樟烯、龙脑等成分。种子中含脂肪酸，如葵酸、月桂酸、硬脂酸、棕榈酸等。

2. 药理作用 本品有抗病原微生物作用，体外试验山胡椒挥发油对常见的 14 种革兰阳性和阴性细菌均有不同程度的抗菌作用。

【应 用】

1. 烫伤：山胡椒树皮研粉或煅存性研粉，调敷患处。

2. 外伤出血：山胡椒叶研粉，麻油调敷。

3. 中风：山胡椒果实、黄荆子，共研碎，开水冲服。

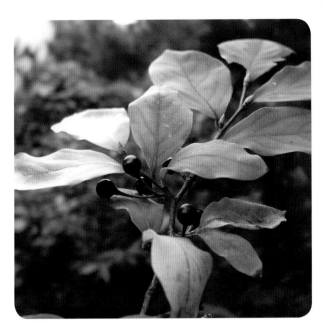

6 吴茱萸

【基 源】 本品为芸香料植物吴茱萸的干燥近成熟果实。

【原植物】 别名：吴萸、曲药子、气辣子。小乔木。单数羽状复叶对生，小叶 5～9，椭圆形或卵形，具淡褐色长柔毛及透明油点。聚伞状圆锥花序顶生，雌雄异株；花瓣 5，黄白色。蒴果五角状扁球形，暗黄绿色至褐色，粗糙，有点状突起或油点，顶端有五角星状裂隙，其部残留果梗，紫红色，有油腺点。花期 6～8 月。果期 9～11 月。

【生境分布】 生于林下或林缘。分布于陕西、甘肃及长江以南各地区。

【采收加工】 8～11 月果实未裂时，剪下果枝，晒干或微火炕干。

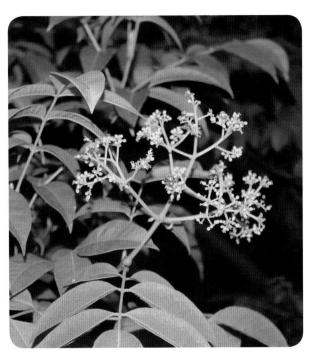

【性状鉴别】 本品类球形或略呈五角状扁球形，直径 2～5 毫米。表面暗绿黄色至褐色，粗糙，有多数点状突起或凹下油点。顶端有五角星状的裂隙，基部有花萼及果柄，被有黄色茸毛。质硬而脆。气芳香浓郁，味辛辣而苦。

【炮 制】 吴茱萸：除去杂质。炙吴茱萸：取甘草煎汤，去渣取汤，加入净吴茱萸，浸泡至汤液吸干为度，微火焙干。

【性味功能】 味辛、苦，性热，有小毒。有温中散寒，疏肝止痛的功能。

【主治用法】 用于脘腹冷痛，呃逆吞酸，厥阴头痛，经行腹痛，呕吐腹泻，疝痛，痛经。外治口疮。用量 1.5～4.5 克。有小毒，阴虚火旺者忌服。

【现代研究】

1. 化学成分 本品含有挥发油：吴茱萸烯，吴茱萸内酯醇，柠檬苦素，并含吴茱萸，吴茱萸次碱，吴茱萸卡品碱，吴茱萸精，吴茱萸苦素，尚含天冬氨酸，色氨酸，苏氨酸，丝氨酸，及胱氨酸等十八种氨基酸等成分。

2.药理作用　本品具有强心、升压、止呕、止泻、保肝、抗缺氧作用，并有驱蛔、抗菌作用，尚有抗胃溃疡作用。

【应　　用】

1.高血压病：吴茱萸适量，研末，每晚醋调敷两脚心。

2.湿疹、神经性皮炎黄水疮：吴茱萸研末，凡士林调成软膏，搽患处。

3.慢性胃炎，胃溃疡：吴茱萸6克，党参12克，生姜15克，大枣5枚。水煎服。

4.疝痛：吴茱萸、橘核。水煎服。

§　波氏吴茱萸（吴茱萸）

【基　　源】　吴茱萸为芸香科植物波氏吴茱萸的果实。

【原植物】　别名：疏毛吴茱萸。与吴茱萸相似，区别在于：小枝被黄锈色或丝光质的疏长毛。叶轴被长柔毛，小叶5～11，叶形变化较大，长圆形、披针形、卵状披针形至倒卵状披针形，面脉上被短柔毛，沿脉清晰，油腺点小。花期7～8月，果期9～10月。

【生境分布】　生于村边路旁、山坡草地丛中。分布于江西、湖南、广东、广西及贵州等省区。

【采收加工】　8～11月果实未裂时，剪下果枝，晒干或微火炕干。

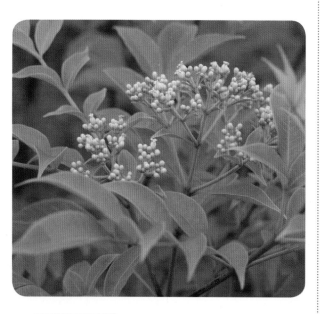

480

【性味功能】　味辛、苦，性热，有小毒。有温中散寒，疏肝止痛的功能。

【主治用法】　用于脘腹冷痛，呃逆吞酸，厥阴头痛，经行腹痛，呕吐腹泻，疝痛，痛经。外治口疮。用量1.5～4.5克。阴虚火旺者忌服。

【应　　用】
同吴茱萸。

§　八角（八角茴香）

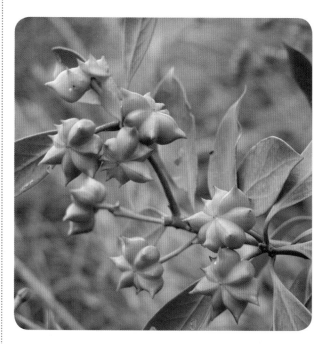

【基　　源】　八角茴香为木兰科植物八角茴香的果实。

【原植物】　常绿乔木，高达20米。树皮灰褐色。叶互生或3～6簇生于枝端；叶片革质，椭圆状倒卵形或椭圆状倒披针形，长5～12厘米，宽2～4厘米，先端渐尖或急尖，基部楔形，全缘。花单生于叶腋或近顶生，花被7～12，覆瓦状排列，内轮粉红色至深红色。聚合果八角形，果扁平，先端钝尖或钝。花期4～5月，果期6～7月。

【生境分布】　生于湿润、土壤疏松的山地，多为栽培。分布于广东、广西、贵州、云南、福建、台湾等省区。

【采收加工】　秋、冬季于果实变黄时采摘，置沸水中稍烫后干燥或直接干燥。

【性状鉴别】　本品为聚合果，多由8蓇葖果组成，放射状排列于中轴上。蓇葖果外表面红棕色，有不规则皱纹，顶端呈鸟喙状，上侧多开裂；内表面淡棕色，平滑，有光泽；质硬而脆。果梗长 3 ～ 4 厘米，连于果实基部中央，弯曲，常脱落。每个蓇葖果含种子 1 粒，扁卵圆形，长约 6 毫米，红棕色或黄棕色，光亮，尖端有种脐；胚乳白色，富油性。气芳香，味辛、甜。

【炮　　制】　筛去泥屑种子，拣去果柄杂质。

【性味功能】　味辛，性温。有温中散寒，理气止痛的功能。

【主治用法】　用于胃寒呕吐，食欲不振，疝气腹痛，肾虚腰痛。用量 3 ～ 6 克。

【现代研究】

1. 化学成分　本品含有挥发油：茴香醚、茴香醛、D－蒎烯、1－水芹烯、α－萜品醇及少量黄樟醚、甲基胡椒酚，脂肪油约及蛋白质、树胶、树脂等。

2. 药理作用　本品具有抑菌作用，升白细胞作用，并具雌激素活性。

【应　　用】

1. 阴寒腹痛，疝气：八角茴香、肉桂、生姜、沉香、乌药水。煎服。

2. 脘腹冷痛，呕吐食少：八角茴香、生姜水。煎服。

6 酸角

【基　　源】　本品为豆科植物酸豆的果实。

【原植物】　乔木。双数羽状复叶，互生；小叶 10 ～ 20 对，长圆形，基部偏斜。总状花序顶生，花黄色或有紫红色条纹，小苞片 2，花前紧包花蕾；萼齿 4，花后反折；花瓣 5，后方 3 片发育，皱折，前方 2 片小；荚果圆柱状长圆形，肿胀，棕褐色，直或弯拱状，有缢缩。种子 3 ～ 4，褐色，有光泽。花期 5 ～ 8 月，果期 12 至翌年 5 月。

【生境分布】　生于杂木林中，村边。我国台湾、福建、广东、海南、广西、云南等省区常见栽培。

【采收加工】　春季采摘，除去种子，晒干。

【性状鉴别】　果实长圆形，长 3 ～ 6 厘米，直径约 1.5 厘米。表面深褐色，果皮较厚，质坚硬，内含种子 3 ～ 10 枚。种子条圆形或近圆形，表面红褐色，平滑有光泽。气微，味酸。

【性味功能】　味甘、酸，性凉。有解热消暑，消食化积的功能。

【炮　　制】　去种子，晒干。

【主治用法】　用于中暑，发热口渴，食欲不振，腹痛，小儿疳积，妊娠呕吐，便秘，疟疾，蛔虫病和抗坏血病的作用。用量 15 ～ 30 克。

【现代研究】

1. 化学成分　本品果实含糖类、D- 酒石酸、柠檬酸、甲酸、2- 苹果酸等有机酸。并含丝氨酸、苯丙氨酸、亮氨酸等氨基酸。叶含 D- 酒石酸、1- 苹果酸、牡荆素、荭草素、异荭草素等。

2. 药理作用　本品果肉具轻泻作用，煎剂用以治脓疡，对革兰氏阳性球菌、大肠杆菌有抑菌作用。水提取物有舒张血管等作用。

481

【应　　用】

1. 便秘，食欲不振，妊娠呕吐：酸角 15 ～ 30 克，煎水服或生嚼。

2. 小儿疳积，蛔虫病，腹痛，疟疾：酸角 15 ～ 30 克，煎水服。

3. 发热口渴，预防中暑：酸角 15 ～ 30 克，加红糖适量，泡开水冲服。

附注：民间用本品作蜜饯或制成各种调味酱及泡菜。果汁加糖水是很好的清凉饮料。

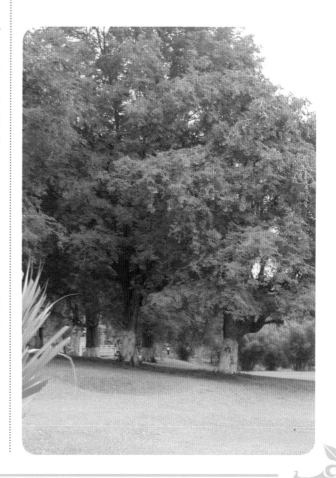

茶（茶叶）

【基　源】　茶叶为山茶科植物茶的芽叶。

【原植物】　常绿乔木状灌木，高1～6米。单叶互生，质厚，长椭圆形或椭圆状披针形，先端渐尖或稍钝，基部楔形，有光泽，无毛，幼叶下面具短柔毛。花1～3朵簇生叶腋，总苞2，萼片5，宿存；花瓣5，白色，有香气；雄蕊多数，雌蕊居于中央，子房上位。蒴果，木质化，近圆形或扁三角形，暗褐色。种子卵形，淡褐色。花期10～11月，果实第二年成熟。

【生境分布】　主产我国南部山区，有栽培。

【采收加工】　4～5月初发嫩叶时，采摘。此后约一个月，第二次采收，再一月第三次采收。

【性状鉴别】　叶常卷缩呈条状或薄片状或皱摺。完整叶片展平后，叶片披针形至长椭圆形，长1.5～5厘米，宽0.5～1.5厘米，先端急尖或钝尖，叶基楔形下延，边缘具锯齿，齿端呈棕红色爪状，有时脱落；上下表面均有柔毛；羽状网脉，侧脉4～10对，主脉在下表面较凸出，纸质较厚，叶柄痕，被白色柔毛；老叶革质，较大，近光滑；气微弱清香，味苦涩。

【性味功能】　味苦、甘，性凉。有清头目，除烦渴、化痰、消食、利尿、解毒的功能。

【主治用法】　用于头痛，目昏，多睡善寐，心烦口渴，食积痰滞，疟疾，痢疾。

【现代研究】

1. 化学成分　茶中主要有咖啡碱、茶碱、可可碱、黄酮类及甙类化合物、茶鞣质、儿茶素、酚类、醇类、酸类、酯类、芳香油化合物、碳水化合物、多种维生素、蛋白质和氨基酸。

2. 药理作用　本品有中枢兴奋作用和降压、强心、降血脂作用；有抗凝血、抗血栓以及抑制平滑肌、解痉作用；有抗氧化、延缓衰老、利尿、抗过敏、抗细菌和抗肿瘤等作用。

【应　用】

1. 急、慢性细菌性痢疾，阿米巴痢疾：绿茶，水煎服。

2. 急、慢性肠炎：茶叶10克，生姜7克，浓煎次。

3. 急、慢性肝炎：茶叶9克，水煎服。

4. 牙本质过敏症：茶叶，水煎，含漱，并饮服。

附注：根味苦，性平。有强心利尿，抗菌消炎，收敛止泻的功能。用于心脏病，口疮，牛皮癣，肝炎。用量9～18克。

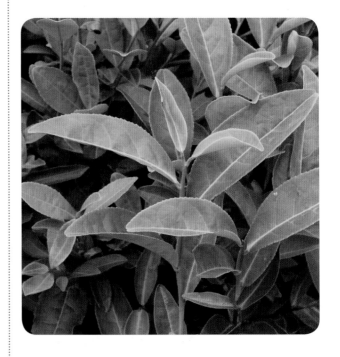

483

9 甜瓜 (甜瓜蒂，甜瓜子)

【基　源】　甜瓜蒂为葫芦科植物甜瓜的干燥果柄，甜瓜子为其成熟种子。

【原植物】　一年生蔓生草本。茎具纵行凹槽，被短刚毛。卷须不分叉，具刺毛。叶互生；近圆形或肾形，3～7掌状浅裂，有柔毛，边缘有锯齿。花单性，雌雄同株，生于叶腋；雄花数朵簇生，雌花单生；花萼5裂，密被白色柔毛；花冠黄色，5裂，裂片卵状长圆形；雌花梗较短，子房下位。瓠果，长圆形，黄色、黄白色。花期6～7月，果期7～8月。

【生境分布】　栽培于温带及亚热带地区；我国各地均有栽培。

【采收加工】　于夏秋二季果实成熟时采收，除去杂质，阴干。

【性状鉴别】　本品瓠果肉质，一般为椭圆形，果皮通常黄白色或绿色，有时具花纹，果肉一般黄绿色，芳香；果梗圆柱形，具纵槽。种子多数，黄色或灰白色，扁长卵形。

【炮　制】　洗净，鲜用。

【性味功能】　味苦，性寒。有毒。有催吐，吐风痰宿食，泻水湿停饮，退黄疸的功能。

【主治用法】　用于食积不化，食物中毒，癫痫痰盛，急、慢性肝炎，肝硬化。用量，甜瓜蒂0.6～1.5克，制成散剂，内服催吐；外用适量，纳鼻孔中。体弱及有心脏病者忌用。

【现代研究】

1. 化学成分　本品含有球蛋白，杂醇，皂甙、苹果酸、葡萄糖、氨基酸、甜菜茄、维生素C、转化酶和异葫芦苦素、葫芦素B等成分。

2. 药理作用　本品具有利尿、驱虫、解热和祛毒、催吐等作用。

【应　用】

1. 鼻咽癌，鼻腔乳头瘤：瓜蒂粉、甘遂末各3克，硼砂、飞辰砂各1.5克，混匀，吹入鼻内，切勿入口。

2. 子宫颈癌、肝癌：甜瓜全株连根，晒干，水煎服，每次50克，1日2次。

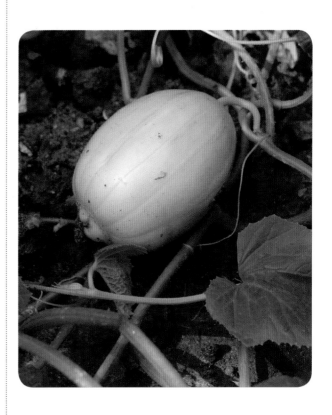

§ 西瓜（西瓜翠）

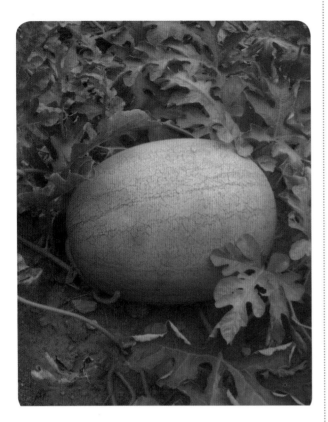

【基　　源】　西瓜翠为葫芦科植物西瓜的外层果皮。

【原植物】　一年生蔓生草本。幼枝有白色长柔毛，卷须分叉。叶互生，广卵形或三角状卵形，羽状分裂、3深裂或3全裂，裂片又作羽状浅裂或深裂，先端圆钝，两面均有短柔毛。花单性，雌雄同株；花萼5深裂，被长毛；花冠合生成漏斗状，淡黄色，5深裂；雄花有雄蕊3，药室S形折曲；雌花较小，子房下位，密被白色柔毛。瓠果大型，球状或椭圆状，果皮光滑，绿色、深绿色、绿白色等，多具深浅不等的相间条纹，果瓤深红色、淡红色、黄色或玉白色，肉质，多浆汁。种子扁平光滑，卵形，黑色、白色，稍有光泽。花期4～7月，果期7～8月。

【生境分布】　全国各地均有栽培。

【采收加工】　夏、秋将食后的西瓜皮用刀削外层的青色果皮，收集，洗净，晒干。

【性状鉴别】　本品外层果皮常卷成管状、纺锤状或不规则形的片块，大小不一，厚0.5～1厘米。外表面深绿以、黄绿色或淡黄白以，光滑或具深浅不等的皱纹，内表面色稍淡，黄白色至黄棕色，有网状筋脉（维管束），

常带有果柄。质脆，易碎，无臭，味淡。

【炮　　制】　削去内层柔软部分，洗净，晒干。

【性味功能】　味甘、淡，性微寒。有清热解暑，止渴，利尿的功能。

【主治用法】　用于暑热烦渴，小便不利，水肿，黄疸，口舌生疮。用量12～30克。

【现代研究】

1. 化学成分　本品含总糖，蛋白质，氮，鞣质，还含氨基酸：天冬氨酸，苏氨酸，丝氨酸，谷氨酸，赖氨酸等。

2. 药理作用　本品具有利尿作用。

【应　　用】

1. 肾炎、水肿：西瓜翠30克，鲜白茅根60克。水煎服。

2. 暑热尿赤：西瓜翠30克，水煎服。

3. 黄疸水肿：西瓜翠、鲜荷叶、银花。水煎服。

§ 葡萄（白葡萄干）

【基　　源】　白葡萄干为葡萄科植物葡萄的干燥果实。

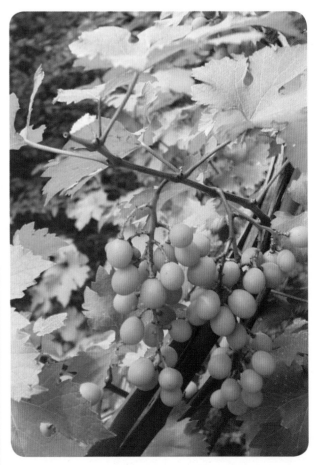

【原植物】 落叶木质藤木。卷须长10～20厘米，分枝。叶圆形或卵圆形，3～5深裂，基部心形，边缘具粗锯齿。圆锥花序，与叶对生；花小，黄绿色，两性或杂性；萼盘状，全缘或不明显5裂；花瓣顶端合生，花后成帽状脱落。浆果，卵状长圆形，紫黑色被白粉，或红而带青色，富含液汁。花期6月，果熟8～9月。

【生境分布】 我国各地普遍栽培。主要产于新疆、甘肃、陕西、山西、河北、山东等省区。

【采收加工】 夏末秋初果熟时采收，阴干。

【性状鉴别】 本品鲜品为圆形或椭圆形，干品均皱缩，长3～7毫米，直径2～6毫米，表面淡黄绿色至暗红色。顶端有残存柱基，微凸尖，基部有果柄痕，有的残存果柄。质稍柔软，易被撕裂，富糖质，气微，味甜微酸。

【性味功能】 味甘，性平。有补气血，强筋骨，利小便的功能。

【主治用法】 用于气血虚弱，肺虚咳嗽，心悸盗汗，风湿痹痛，淋病，浮肿。用量适量。

【现代研究】

1. 化学成分 葡萄含葡萄糖、果糖，少量蔗糖、木糖，酒石酸、草酸、柠檬酸、苹果酸。又含各种花色素的单葡萄糖甙和双葡萄糖甙。

2. 药理作用 葡萄有某种维生素P的活性。种子油15克口服可降低胃酸度；12克可利胆；40～50克有致泻作用。

【应用】

1. 热淋，小便涩少：白葡萄汁、藕汁、生地黄汁，合蜜服。

2. 筋骨湿痹：白葡萄干，常食；或饮白葡萄酒。

3. 疮疹不发：白葡萄干，研末，兑酒饮。

4. 腰痛，骨痛，精神疲惫，血虚心跳：白葡萄数粒，口嚼。

⑤ 猕猴桃（猕猴桃根）

【基源】 猕猴桃根为猕猴桃科植物猕猴桃的根。果实亦可入药。

【原植物】 藤本。叶互生，纸质，椭圆形或倒卵形，边缘有刺毛状齿，下密被绒毛。花杂性，3～6朵聚伞状花序腋生；萼片5，外被黄色绒毛；花瓣5，初时乳色，后变橙黄色；浆果卵形或长圆形，密被棕色长毛。花期

4～5月，果期8～9月。

【生境分布】 生于山坡或灌木丛中。分布于陕西、甘肃、河南、山东及长江以南各省区。

【采收加工】 秋季采挖根，晒干。

【性状鉴别】 根粗长，有少数分枝。商品已切成段，长1～3厘米，直径3～5厘米。外皮厚2～5毫米，棕褐色或灰棕色，粗糙，具不规则纵沟纹。切面皮部暗红色，略呈颗粒性，易折碎成小快状，布有白色胶丝样物（粘液质），尤以皮部内侧为甚；木部淡棕色，质坚硬，强木化，密布小孔（导管）；髓较大，直径约4毫米，髓心呈膜质片层状，淡棕白色。气微，味淡、微涩。

【性味功能】 根味苦、涩，性凉。有清热解毒，化湿健胃，活血散结的功能。果味酸、甘，性寒。有调中理气，生津润燥，解热除烦的功能。

【主治用法】 根用于颈淋巴结结核，癌症，急性肝炎，高血压，跌打损伤。用量根15～50克。果实用于消化不良，食欲不振，呕吐，鲜食或榨汁服。

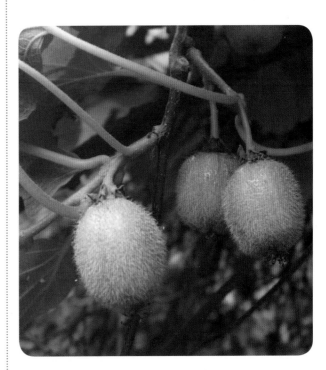

【现代研究】

1. 化学成分 本品果实含猕猴桃碱、大黄素、大黄素甲醚、大黄素酸、中华猕猴桃蛋白酶以及游氨基酸、有机酸、维生素、色素、鞣质及挥发性的烯醇类成分。

2. 药理作用 本品食用鲜果及其果汁可以防止亚硝酸胺（致癌物质）的产生，还可降低血中胆固醇及甘油三

脂水平，对高血压、心血管病具有显著的防治作用。

【应用】

1. 乳腺癌：猕猴桃根、野葡萄根各30克，土南星3克，水煎服。

2. 胃癌：猕猴桃根120克，水杨梅根90克，蛇葡萄梅、白茅根、凤尾草、半边莲各15克。水煎服。

3. 急性肝炎：猕猴桃60～90克，红枣12枚，水煎代茶饮。

❺ 甘蔗

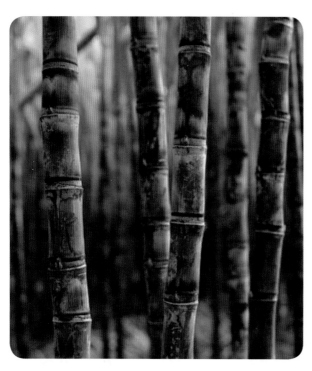

【基源】 本品为禾本科植物甘蔗的茎秆。

【原植物】 别名：薯蔗、干蔗、接肠草、竿蔗、糖梗。多年生草本。秆高约3米，粗2～5厘米，绿色或棕红色，秆在花序以下有白色丝状毛。叶鞘长于节间，无毛，仅鞘口有毛；叶舌膜质，截平，长约2毫米；叶片扁平，两面无毛，具白色肥厚的主肪，长40～80厘米，宽约20毫米。花序大型，长达60厘米，主轴具白色丝状毛；穗轴节间长7～12毫米，边缘疏生长纤毛；无柄小穗披针形，长4.5～5毫米，基盘有长于小穗2～3倍的丝状毛；颖的上部膜质，边缘有小毛，第1颖先端稍钝，具2脊，4脉，第2颖舟形，具3脉，先端锐尖；第1外释长圆状披针形，有1脉，先端尖；第2外释狭窄成线形，长

约3毫米，第2内释披针形，长约2毫米。有柄小穗和无柄小穗相似；小穗柄长3～4毫米，无毛，先端稍膨大。花、果期秋季。

【生境分布】 为我国南方各地常见有栽培植物。

【采收加工】 秋、冬季采收，除去叶、根，鲜用。

【炮制】

净制：去除根、叶及茎尖，洗净，刮掉外表腊粉，表皮及节芽等。

切制：绞、切成小节、碎块、生食（嚼汁）或捣汁。

【性味功能】 味甘，性寒。有清热生津，润燥和中，解毒的功能。

【主治用法】 主治烦热，消渴，呕哕反胃，虚热咳嗽，大便燥结，痈疽疮肿。内服：甘蔗汁，30～90克；或榨汁饮。外用：适量，捣敷。

【现代研究】

1. 化学成分 蔗汁含多种氨基酸，有本酸。氨基酸有：天冬酰胺，天冬氨酸，谷氨酸，丝氨酸，丙氨酸，缬氨酸，亮氨酸，正亮氨酸即 α-氨基已酸，赖氨酸，苏氨酸，谷氨酰胺等。有机酸类有：甲基延胡索酸，延胡索酸，琥珀酸，乌头酸，甘醇酸，苹果酸，枸橼酸和草酸。茎含维生素B1，维生素B2即核黄素，维生素B6即吡哆素和维生素C即抗坏血酸，蔗糖，果糖和葡萄糖。

2. 药理作用 甘蔗制糖过程中提出的糖蜜内，含有对小鼠艾氏癌和肉瘤-180有抑制作用的多糖类，主要由五碳糖和六碳糖组成。榨去汁的甘蔗渣中，也含这种多糖类。

【注意】 脾胃虚寒者慎服。

❺ 白沙糖

【基源】 本品为禾本科植物甘蔗的茎中液汁，经精制而成的乳白色结晶体。别名：石蜜、白糖、糖霜、白霜糖。

【性味功能】 味甘，性平。有和中缓急，生津润燥的功能。

【主治用法】 主治中虚腹痛，口干燥渴，肺燥咳嗽。内服：入汤和化，10～15克。外用：适量，调敷。

【应用】

1. 润肺气，助五脏精：石蜜和枣肉、巨胜末丸，每

食后含一、两丸。

2. 腹紧（一作"腹中紧张"）：白糖，以酒2升煮服。

3. 中虚脘痛，食鱼蟹不舒，啖蒜韭口臭：糖霜点浓汤饮。

4. 盐卤毒：糖霜多食。

5. 汤火伤：白糖30克，梅片3克。用砂锅将白糖炒黑，成块为度，加冰片研细末，用香油调涂伤处。

【注意】　湿重中满者慎服。小儿勿多食。

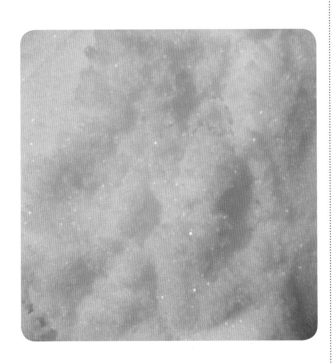

9　莲（莲子心，藕节，莲房，莲须，荷叶）

【基　源】　莲子为睡莲科植物莲的干燥成熟种子；莲子心、藕节、莲房、莲须、荷叶均作药用。

【原植物】　水生草本。根茎肥厚，黄白色，节间膨大，纺锤形或柱状。叶柄长，中空，具黑色坚硬小刺。叶片盾状圆形，波状全缘，挺出水面。花大，粉红色或白色，芳香。坚果椭圆形或卵形。种皮红棕色。花期7～8月，果期8～9月。

【生境分布】　生于水田或池塘中。分布于全国大部分省区。

【采收加工】　秋季果实成熟时采收，除去果皮，分别干燥即可。

【性状鉴别】　本品略呈椭圆形或类球形，长

1.2～1.8厘米，直径0.8～1.4厘米。表面浅黄棕色至红棕色，有细纵纹和较宽的脉纹。一端中心呈乳头状突起，深棕色，多有裂口，其周边略下陷。质硬，种皮薄，不易剥离。子叶2，黄白色，肥厚，中有空隙，具绿色莲子心。无臭，味甘、微涩；莲子心味苦。

【炮　制】　略浸，润透，切开，去心，干燥。

【性味功能】　味甘、涩，性平。有健脾止泻，益肾固精，养心宁神的功能。

【主治用法】　用于脾虚久泻，遗精带下，心悸失眠。用量6～15克。

【现代研究】

1. 化学成分　本品含生物碱、淀粉、碳水化合物、蛋白质、棉子糖、脂肪以及钙、磷、铁等。

2. 药理作用　本品对鼻咽癌有抑制用；有降血压、强心、抗钙及抗心律不齐的作用。另外莲子碱有平抑性欲的作用，可以滋养补虚。

【应　用】

1. 慢性痢疾：莲子、党参各9克，石菖蒲1.5克，黄连0.5克。水煎服。

2. 脾虚腹泻：莲子、茯苓、补骨脂、六神曲各9克，山药15克。水煎服。

3. 原发性血小板减少性紫癜：藕节、旱莲草、黄芪、大枣、生地、熟地、当归。水煎服。

4. 血淋、血痢、血崩：鲜藕节捣汁，调蜂蜜冲服。

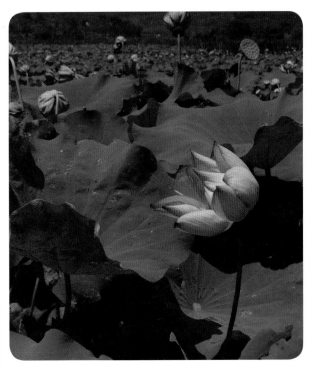

487

g 乌菱（菱角）

【基　源】　菱角为菱科植物乌菱的果壳、果柄及果茎。

【原植物】　别名：水菱角、风菱。一年生浮水草本，根生于泥中。茎上部直立，节较密，无根状叶，顶端丛生浮水叶，下部沉水叶根状对生，羽状细裂；柄中部海绵质，膨大部分成长纺锤形；叶片宽菱形或卵状菱形；被软毛，有锯齿。花白色，单生叶腋，有梗；花萼4裂；花瓣4。果实绿色或带红色，扁倒三角形，先端二角具短刺且下弯，基部粗厚。花期7～10月。果期9～10月。

【生境分布】　栽培于池塘中。全国各地多有栽培。

【采收加工】　秋末采集，除果实鲜用外，其余均晒干备用。

【性状鉴别】　果实呈扁倒三角形，果实绿色或棕褐色，宽7～8厘米，高2.5～3厘米，端二角具短刺且下弯，基部粗厚，两角间规律凸凹雕纹较圆滑，果冠不发达。

【性味功能】　味甘、涩，性平。有健胃止痢，解毒消肿，止血的功能。

【主治用法】　用于胃溃疡，痢疾，乳房结块，便血，月经过多，肿瘤。菱柄外用于皮肤多发性疣赘；菱壳烧灰外用于黄水疮，痔疮。用量30～60克。生食或煮熟。

【现代研究】

1. 化学成分　本品含有甾醇类、多酚类、生物碱类及黄酮类化合物、多糖类物质、氨基酸、挥发油等。

2. 药理作用　本品可以抑制肿瘤细胞生长，能促进肿瘤细胞凋亡；有抗氧化损伤和保护神经细胞的作用，另外还有抗感染、抗放射、抗凝血、降血糖等作用。

【应　用】

1. 胃癌，食管癌：菱角、薏苡、紫藤、诃子各20克。水煎服，每日1剂。

2. 脱肛：菱角壳，水煎洗。

3. 头面黄水疮，无名肿毒及天疱疮：菱角壳，烧存性，麻油调敷患处。

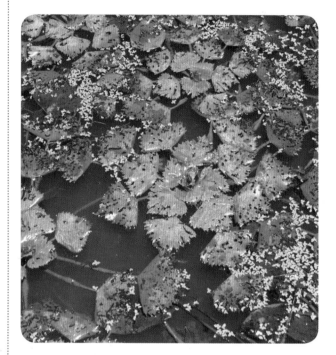

488